JN046214

癒やすのは、ひと

松下 幸一郎

ラグーナ出版

はじめに

私は、精神科看護師として精神医療に約10年たずさわり、看護教員（精神看護学専任教員）として教育に約8年たずさわってきました。そして私自身がうつ病という病気を体験した期間がありました。

私が看護師として働き始めたのは西暦２０００年。当時の精神科病院は、現在のように人権に配慮された状況からは程遠い環境でした。

精神科病院という隔離された敷地の中では何が起こっていたのでしょうか。日本では１９５０年代以降、病院収容型治療主義（精神障がい者を地域で見ていくのではなく、入院治療を優先する考え）により、国策として精神科病床の増加を進めました。この病床の増加は１９８５年頃まで続きます。一方、欧米では１９６０年代に入り精神科病院の脱施設化をはかり、地域医療の充実、加速化の流れをたどりました。

日本という国に生まれ、なんらかの関係や環境の変化で精神を病み、時代と逆行した日本の国策により不幸にして長期入院を余儀なくされ社会の犠牲となった患者の方々。当時から現在に至り、世間から偏見や先入観により正しく理解されずにいた患者の方々。私は精神科の看護師として何ができたのだろうと後悔の念に駆られます。

精神科病院で人生の大半を過ごしてきた方々には、その方の生きてきた物語があります。生き方があります。そして価値観があります。私が今回このように、本を書くに至ったのは、精神を病んだ患者の生き方を形としてこの世に残したいという思いからです。

そして私自身も、うつ病にかかり仕事もできなくなり、生きている意味を見失いました。とてつもなく暗い闇の中の地下室に、閉じ込められた感覚でした。私の目に映る世界は、絶望に満ちていました。当事者になってみてわかる苦しみ。当事者にしかわからない苦しみが存在したのです。

以上のことから、看護師の方々はもちろんのこと、地域社会で共に生きる方々にも、精神に病をもつ患者とご家族を正しく理解してほしいと思うようになりました。

この書籍を通して、多くの臨床にたずさわる看護師に、そして地域で精神科の患者を見守っていく方々に、ほんの少しでもお役に立てれば幸いです。そして偏見や、先入観のない自由な考え方で、すべての人々が同じ人間として共に生きていければと切に願います。

癒やすのは、ひと——目次

誓約

この物語は真実であり、私を含めて実在した人間やエピソードをベースに描いています。私という一個人が書ける範囲は非常に狭いものです。そのため誤解を招かないように、ときには文献を活用しながら表現していきます。表現の仕方や捉え方は主観的なものです。その点についてはご了承いただきたいと存じます。

また、患者の人権に関しては個人情報保護の観点から最大限に配慮し、当事者に不利益が生じないように書くことを誓います。精神に病をもつ患者とご家族を正しく理解してほしいとの私の信念に基づいて書くことを、誓います。

私自身の病気に対してもありのままを表現します。しかし、精神障害の症状の出方は十人十色です。私ひとりの病感だけでは、すべてを表現するのは難しく、不足している点もあることを承知の上で物語を読んでいただけると幸いです。

精神に病をもつ患者とご家族に、そしてこれまでに縁のあったすべての人に、こころから感謝いたします。

松下幸一郎

第1章

精神の病をもつ人との出会い

1. 「強く握らないでください」

西暦２０００年当時の精神科病院には、築50年以上の建物が多く存在していた。病院の窓すべてに、鉄の柵が連なっていたのである。一面を覆っていた鉄の柵と、古く寂れた建物全体が、異様な雰囲気を醸し出していた。近隣の住民の目には、どのように映っていたのだろうか。

その頃、私はある精神科病院の男性閉鎖病棟で働いていた。閉鎖病棟という響きだけでも、先入観や偏見を生みだす。私は、閉鎖という言葉に今でも抵抗を感じる。

こころを病んだ多くの患者は、外来診察室で診察を受けることになる。そして、精神保健指定医（強制入院や行動制限の判断を行う権限をもつ医師。以下、精神科医）が、至急入院治療の必要性があると診断すると、患者たちはそのまま入院することが当時はほとんどだった。

今日もまた、入院患者の受け入れを伝えようと、私の所属する病棟の内線電話が騒がしく鳴る。50代後半から60代前半の男性ブラハムさんが、外来の診察室で診察を受けた。同席していたのは、ブラハムさんの20代の息子である。精神科医の診察の結果、入院治療の必要があるとの判断だった。電話の用件は、入院することになるブラハムさんを、迎えに来るようにという精神科医からの指示だ。外来診察室で入院を拒否し興奮状態にあることは、これまでの経験から推測できた。外来診察室と病棟は、およそ50～60メートルの距離がある。私を含めて看護師・看護助手5～6名が足早に外来診察室へ向かう。

当事者であるブラハムさんは、入院を拒んでいた。精神医療においては、こころを病んでいると診断されても、患者がそれを受け入れない場合が多い。いわゆる病気であることを自身が認知することが難しい。よく使われる言葉では「病識がない」と表現される。

ブラハムさん本人は、病気だとは思っていないのだ。それゆえに、精神科医が入院治療を必要と判断すれば医療保護入院となる。医療保護入院とは、本人の意思には関係なく、家族等の同意があれば入院となる入院形態である。ここに歪みが生じる。ここでいう「家族等」とは、配偶者・親権を行う者・扶養義務者・後見人・保佐人などである。一方、自身が病気であることを認識することができる状態であり、治療を希望するのであれば、任意の入院となる。

外来診察室に呼ばれた看護師・看護助手は皆男性である。入院を拒み抵抗するブラハムさんを、私たちは力ずくで病棟へ移送するほかなかった。その時代の移送のやり方とはいえ、私たちのこころないやり方がどれだけ醜かったことか。近隣の住民や社会の目にはリアルな拉致に映っただろう。この光景は、患者を含め私たち看護者、そして社会に、偏見や先入観、そして差別的な見方を植え付けたはずだ。

私は、入職当時、抵抗する方を無理矢理に移送することに違和感をおぼえていた。しかし、その事実を、倫理的に表現し問うための手段や能力がなかった。当時の私には、看護者として、人としての在り方を発信する力が備わっていなかったのだ。そして短期間のうちに、無理矢理に移送する、それが、この世界でのやり方だと適応していったのである。誤った適応ほど、怖いものはない。結果的には多くの患者と家族を苦しめることとなった。

抵抗するブラハムさんを、私たちは、５～６名で囲んだ。そして、力ずくで、移送する。その際、大きな声が私の耳を刺激した。同席していたブラハムさんの息子である。彼は、涙しながら何度も繰り返した。

「お父さんを、強く握らないでくださいっ……」

「お父さんを、強く握らないでくださいっ……」

私は、その時の彼の顔を、今でも忘れることができない。ひと言であったが、その声は、父を守ろうとする息子としての精いっぱいの表現。その言葉には、息子にしかわからない苦しみと葛藤のすべてが込められていた。息子も父親の入院を望んではいなかったのであろう。

私は、その様子を見ながらも力を緩めることができなかった。患者に怪我をさせてはならない。そして、自分自身を守るために必死だった。ブラハムさんの息子は泣き崩れていた。涙とよだれが、悲しくも私の目に映った。次第に、息子の姿は小さくなっていく。それでも最後まで、

「お父さんを、強く握らないでくださいっ……」

ひざまずいた息子の声は、私には、はっきりと聞こえていた。そしてその姿は、はかなく私の視界から消えていったのだった。

もしも、私の親やきょうだい、子どもがこのような状況になったとしたら、私には、どのような感情が生じていたのだろうか。ブラハムさんの息子の顔が脳裏をよぎる。父を守ろうとした息子の精いっぱいの声。いたたまれない。こころ苦しい。

患者中心の看護を謳っていた私の看護学生時代。卒業後、臨床でも同じ思想ではあったが、言葉の意味はやがてすり替わり、しょせん私は、愚かなやり方で患者を、そして家族を傷つけていた。私は、後悔の念に駆られた。精神に病をもつ人は、悪いことは何もしていない。病気の症状が患者を苦しめているのだ。一番苦しく、もがいているのは、病気をもつ患者なのである。それをあたかも、危険人物のような扱いをしていた私。その当時の状況を、思い出したくはない。しかし、自分のしたことを忘れてはならない。

今はただ、ブラハムさんの病棟への移送の仕方は正しくないやり方であったことを、反省

して償うほかない。償いとは、同じ過ちを繰り返さないこと。そして、そのような正しくないやり方が、どれだけ患者を苦しめ、絶望へ突き落とす行為なのかを発信していくほかない。ブラハムさんへ、そして息子さんへ、こころから謝りたい。

今の私であれば、患者に配慮した病棟への案内を考えることができたであろう。対話を通して患者や家族の思いと意思を尊重したい。どんなに時間がかかっても、待ちたい。同意を得られるまで、患者の話をじっくり聴くことを選択しただろう。状況によっては、切羽詰まった自傷や他害の恐れもある。そのような場合でも、いくつもの安全な手段をチームで考えることができるであろう。

患者と家族を苦しめたくはない。誤った移送の在り方を教えてくれたのは、ブラハムさんの息子の声であり、ブラハムさんであった。

それにしても、なぜ私はこのように強制的な行為をしなければならなかったのだろう。精神科病院への入院にしても、保護室と呼ばれる隔離された部屋への入室にしても、患者は抵抗する。正常な反応だ。患者は、病気とは認識しておらず、入院や隔離の必要はないと思っている。そこに、治療のためにと私たち看護師がやってきて、歪んだやり方で（当時はそのやり方しかないと思い込んでいた）、力ずくで移送する。なんとも愚かだ。

強制的な行為をしないために、必要とされることは何か。

精神科病院に入院してくる人は、病気の症状でギリギリまで悩み苦しみ、誰の助けも借りることなく、孤独と葛藤を抱いている場合が多い。まるで、別世界にいるようなものだ。家族も同じような痛みを感じている場合が多い。

また、患者は、家族に正しく理解されないままに放置されることもある。家族は、患者について世間体を気にしたりして、誰にも相談できないのかもしれないが、そのまま放置された場合、患者の症状はさらなる悪化を招く。悩み、苦しみは人によりさまざまだが、次第に生活への支障や人間関係の問題が生じ、数年たってやっと病院を訪れたときには入院するほかなかった、というケースも私は多く見てきた。

ここで、少し考えたい。症状が悪化する前に、問題が生じる前に何かできることはないのか。このような予防精神医学の立場から地域精神保健の重要性を提唱したのが、カプランという人物である。カプランは、地域精神保健について、地域住民の精神保健（メンタルヘルス）を向上させることを考えた先駆者だ。

カプランの精神疾患に対する三つの予防概念に、簡潔に触れておきたい。この概念は、多くのテキストや参考書にも載っている重要な内容である。

まず、一次予防とは、精神疾患の発症を防ぐ内容である。本書を、精神疾患に対する正しい知識の普及の手段と考えるならば、一次予防に該当するであろう。

次に二次予防とは、精神疾患の早期発見と早期治療である。言葉の通り精神的健康の不調を早期に発見し、早期に治療する。そのことにより、精神疾患の進行や重症化を防ぐことを目的としている。

そして三次予防とは、精神疾患に伴う機能障害を最小限にし、その人本来の生活を送れるようにすることを目的としている。例としては、リハビリテーションや、再発予防教育などがこれに該当する。

本題に戻ろう。精神疾患は誰でも発症する可能性がある（その内容は、のちに詳しく述べる）。ということは、一次予防はもちろんのこと、二次予防の早期発見、早期治療が重要であるのは言うまでもない。そのためには、私たち個人や地域の人、広く言えば日本の社会が、こころを病むということを正しく理解しなければならない。

つまり、地域が精神障がい者を守り、支えていく世の中を実現していくことこそが、大事なのではないだろうか。そのなかで、私たち医療従事者は、放置され症状が悪化している患者の世界をもっと想像すべきではないだろうか。

症状が悪化する前にできる手立てが、もっとあるのではないだろうか。今でこそ、グループホームや訪問看護、精神科デイケア、相談支援、就労支援などが支えとなり、地域でさまざまな手立てがとられ始め、患者の居場所は整備されてきている。しかし、地域精神医療に関して諸外国から後れをとっている日本では、実際に当事者のくらしが充実しているとまでは言えない。

地域、日本に住む多くの人々が、精神に病をもつ人を正しく理解し、早期発見・早期治療を行うことができたのなら、患者たちの多くは入院をしなくてすむだろう。初診や外来受診当日の保護室入室は、格段に減ると私は考えるのである。精神に病をもつ人への接し方の問題には、深く探究すべき課題がある。

ブラハムさんの息子さんへ

ブラハムさんが入院された時のことを、私は忘れません。誤った移送のやり方を繰り返し、してはいけないことをしました。息子さんの精いっぱいの声は、私の中に今でも生きています。あなたが泣き崩れる姿を思い出すと言葉になりません。あなたのこころを傷つけてしまったことを深くお詫びいたします。あなたのお気持ちをしっかりと聴き、ブラハムさんにも可能な限り説明をして、病棟まで安全に案内できたらよかったと、今になって思うのです。ブラハムさんは立派な方でした。病気になってもならなくても、あなたにとって、大事なお父さんであることは間違いありません。

入院されたブラハムさんに私は、病棟への移送のあり方について謝罪しました。しかし、許してはもらえませんでした。当然ですよね。私でも、許せないと思います。本当に申し訳ありません。

私にできることは、当事者の意思を尊重し、安全に病棟へ案内することをチームとして考えていくこと、そしてその必要性を発信していくことです。当事者や家族のこころを傷つけないために、最善の移送のあり方を、医療に携わるチームとして考えていきます。お父さんと息子さんの家族愛を、言葉という形で看護学生に伝えていきます。当事者であったブラハムさんと、息子さんであるあなたに教えられたことは、どのような状況に置かれても家族愛が存在すること。その愛を踏みにじるような強引な移送をすることの残酷さ。そして、ご家族と当事者の意思を尊重し、傷つく体験をさせないことの大切さです。どうか、ブラハムさん、そして息子さん。お元気でいてください。

2. 妄想カカロット

精神疾患とは、いろいろな病気の総称である。代表的な疾患の一つは、統合失調症だ。その症状は、非常に多様である。まったく同じ症状の患者は、いないといってもよい。その症状の一つに、幻聴とよばれる知覚の障害がある。外界から何の刺激もないのに、何かが聞こえるように感じること。言葉の聞こえる言語幻聴のほかに、音楽幻聴もある。その他の症状として、たとえば、思考伝播（自分の考えがほかの人に伝わってしまう、テレビで自分のことを放送されるなどと思い込む）や滅裂思考（言っていることにまとまりがない状態）などもある。

そして、もう一つ特有の症状に、妄想と呼ばれる思考の障害がある。妄想とは「病的な状態から生じた誤った判断。確信的であること。訂正が不能である」などと、多くのテキストや辞書がその概念を説明している。統合失調症の場合は特に、被害的な妄想が特徴的である。被害妄想とは、誰かから狙われている、監視されているなどと思い込む症状である。

シュタインさんは当時、30代前半。体格は身長１９０センチを優にこえ、体重は、約90キロはありそうだ。人間ブルドーザーのようだ。いや、プロレスラーのようにも見える。大男、シュタインさんの体格に、私のような１７０センチもない中肉中背の男は憧れをもった。

ふだんのシュタインさんは穏やかな性格で、いつもにこやか、笑顔がとてもステキな男性だ。一方で、時に破壊王とも呼ばれた。精神症状のイライラ感で、壁を壊すのである。築50年を経過した病院の壁は、実に脆かった。しかし人には、絶対に危害を加えなかった。

ある日、シュタインさんは不安定な精神状態で壁を殴り壊した。壊した壁の破片は、周囲に散らばった。私は、その破片を拾った。シュタインさんの怒りの感情のかけらを、丁寧に拾い集めたのだった。どうすればシュタインさんがイライラせずに生活できるかを、私は考えていた。

誤解のないよう説明したい。精神に病をもつ人すべてが破壊王なのではない。私自身も、思春期・青年期初期には、やり場のない怒りやストレスの感情を抑えることが困難で、物にぶつけることがあった。しかし、物にあたることは、どう考えても、よいとは言えない。

シュタインさんの場合もやはりよくないことであるのは間違いない。社会では、器物破損・損壊となると、いうまでもなく罪となる。シュタインさんは、保護室と呼ばれる外側から鍵のかかる部屋に隔離された。先ほども述べた、破壊癖のために。

当時私が勤めていた病院は、築50年以上。精神医療の時代を遡ること約50年、精神衛生法が制定された１９５０年頃に造られた建物である。精神衛生法という法律で、国は都道府県に精神科病院（当時の用語では「精神病院」）の設置を義務づけたのだ。一方、諸外国はすでに、精神科病院の脱施設化を図り、病床数を減らし始めていた。残念なことに、日本は時代と逆行した対策をとり、入院治療を優先した。精神障がい者への社会の見方に、偏見と先入観が存在したからではと私は推察する。

さらに前、１９００年施行の精神病者監護法は、ひどかった。精神に病がある者を、異常者とみなし、内務省の管轄下にある行政警察の監視のもと、自宅に「監禁」することを認めていたのだ。監禁と表現したが、これを私宅監置という。監禁場所は、座敷牢とも呼ばれた。自宅の小屋や木柵に人間を閉じ込めていたのである。その私宅監置は、治療を目的としたものではなく、公安的隔離監禁の方策であり、それを家族の責任で行わせるものだった。当時は「精神病院」も精神病室もほとんどなかったためだ。

　ここでいう「家族」とは、精神病者の監護義務者と呼ばれていた。これらを定めたのが精神病者監護法であり、法律によって自宅監禁が認められていた時代もあったのだ。１９１９年、私宅監置を廃止すべく、都道府県に精神病院を設置することを目的とした精神病院法が施行されたが、戦争に莫大な国費が費やされたため設置がすすまなかったばかりか、私宅監置はいっそう拡大していった。その流れを変えたのが、１９５０年の精神衛生法である。国はこの法律において、精神病院法の隔離収容主義を推進するために、精神病院設置における低利融資や、他科より少ない医師・看護師数の人員配置でよいといった施策を打ち出した。その結果、私立精神病院建設ラッシュとなり、現在も33万の病床があり、28万人の患者が入院している（厚生労働省「最近の精神保健医療福祉施策の動向について」、平成30年）。

　私が勤めていた単科精神科病院では、保護室は鉄格子で覆われ6畳ほど。その6畳ほどのスペースの片隅に、約1平方メートルのトイレがあった。トイレといっても、その中心に直径15センチほどの穴があるだけだ。トイレには縦1メートル横1メートル、幅は約15～20センチほどの手作りの仕切りがあるが、プライバシーへの配慮は微塵もない。ある患者は、その保護室に入室になったとき、私に「こんな場所に入れて俺は家畜か」と怒りを露わにした。私は何も言えなかった。

シュタインさんの話にもどろう。シュタインさんの部屋は、いつも細かくちぎられたチラシや新聞でいっぱいだ。山積みにしてある。いわゆる執着なのか、遊びなのか、趣味なのかわからないが、その対象がチラシと新聞なのである。

私は看護師として、シュタインさんのバイタルサインを測定する。彼は保護室に入室しているので、格子越しのやり取りだ。私は、体温計を渡し、脈をとる。

ある日、シュタインさんが格子越しに手を伸ばして私のお尻を触ってきた。

「おかしいなぁ」

シュタインさんは言う。そして次の日も、また次の日も私のお尻を触るのである。私はお尻を触られるのは特に不快ではなかった。変な意味ではないとわかっていたし、男同士だからということもあった。それよりも私は、その行為の理由を知りたかった。

シュタインさんは今日も、いつものように私のお尻を触ってきた。そして、

「シッポはどうしたのですか？」

そう私に聞いてくる。私は何のことだかよくわからず、返答に困った。次の日もまた、お

尻を触られる。いやお尻ではなく、どうやら仙骨部と呼ばれる、お尻のやや上の方を触っているのだ。シュタインさんは、

「シッポはどうしたのですか？　ないですよ」

相変わらずだ。あまりのしつこさに、やや、呆れかげんの私。

「シッポは生えていませんよ」

私は、親しげに答えた。

「カカロットさんでしょ？」

シュタインさんは真顔で話す。カカロット……さん？　どこかで聞いたような。思い出せない。シュタインさんの作った言葉なのか。カカロット……カカロット……。私は気になってしようがない。もしかして……私は少し考えた。答えが見つかるまでそう時間はかからなかった。シュタインさんと私の年代に、共通点があった。幼少期は、マンガ「ドラゴンボール」全盛の時代である。

「ドラゴンボール」の主人公・孫悟空は、幼少の頃シッポが生えていて、満月をみると巨大なサルとなる。別名あるいは本名なのか、カカロットとは孫悟空のことを指す。私は合点がいった。謎が解けたのだから、なんだかホッとした。そして私は、シュタインさんに伝えた。

「ドラゴンボールの悟空のシッポのことですね。でも私はシッポも生えていませんし、カカロットではありません。（カカロットと言われると正直、嬉しかったのだが）マッシタです」

「いや、カカロットさんでしょ。暴れないでくださいよ」

大男のシュタインさんは繰り返す。前述したように、妄想とは「病的な状態から生じた誤った判断。確信的であること。訂正不能」。まさに、シュタインさんの妄想は、「ドラゴンボール」の世界とつながり、こともあろうに、１７０センチもない中肉中背の私をカカロットと信じて疑わない。シュタインさんは私に、

「この病棟で一番強いのでしょ？」

毎回同じことを、聞いてきた。

看護学校時代に教科書や先生から習ったのは、「妄想や幻覚を、肯定も否定もしてはならない」ということ。理由はこうだ。妄想や幻覚を肯定してしまうと、患者の妄想や幻覚を助長させ病的体験を確かなものにし、病的体験の時間が増えるからだ。逆に、妄想や幻覚を否定してしまうと、自分（患者）の意見を聞いてくれない、わかってくれないと思わせてしまう。本来、求められるべき「患者―看護師の治療的な関係」の悪化につながるのである。ではどうすべきか。結局のところ、「肯定も否定もしない」ということになる。

「肯定も否定もしない」ためにどうするか、具体的な例で述べる。「あなたには、そのよう

に聞こえるのですね（思うのですね）、そのような体験は苦しいでしょうに」と応じるのである。統合失調症の妄想や幻覚は、被害的な内容のものが大半を占める。肯定も否定もしないが、かかわりとして、「あなたには」という表現を用いる。現実的な働きかけとして、「私（看護師）には聞こえません（私はそう思えないのです）。それでいて、あなたにはそれが聴こえるのですね。それは苦しいことですね」と付け足す。共感的かつ支持的な態度で接するのが、ベターなかかわり方である。

私も基本的には、その姿勢をとるのだが、若くて未熟な私は、「妄想カカロット」に気分をよくしてしまった。ときどきその妄想に付き合って、

「そうです。私がカカロットです」

なんて話したりもした。今の私だったら、そうは言わないだろう。しかし190センチを超える大男にリスペクトされるのだから悪い気はしない。むしろ嬉しい。よいのか悪いのか、シュタインさんと私の世界で、私は憧れていた主人公になれたのだ。

「妄想カカロット」は、今現在も続いている。妄想は、怖いほどに訂正不能なのである。「妄想カカロット」だから幸いだったものの、仮に私が、「妄想ヒットマン」（スキンヘッドの暗殺者と仮にしておこう）だったらどうだろう。想像してもらいたい。私は、危害を加える人物とされてしまい、部署の配置換えを言い渡されかねない。

シュタインさんが生き続ける限り、私はカカロットとして存在し続ける可能性がある。時間と共に消えてしまう妄想もあるので一概に言うことはできないのだが。しかし目の前には、会うたびに、

「カカロットさん」

満面の笑みで話しかけてくるシュタインさんが存在する。「かめはめ波」も使えない私は、単なる「妄想カカロット」。私の上司である病棟師長や主任にも、シュタインさんは、

「マッシタさんは、カカロットさんで、この病棟で一番強いのでしょ?」

しつこく聞いていた。病棟師長や主任は……ハテナという顔をしたあと、

「違います」

はっきりと否定した。その様子を、私は保護室掃除のためにホウキを持った手を止めて見ていた。内心、「妄想カカロット」なのだからと笑いをこらえた。「か〜め〜は〜め〜波〜!」とでも叫んでやろうかと、悪戯な感情が私を笑顔にさせた。私は、満面の笑みでホウキを再び動かし始めた。シュタインさんは、私にステキな笑顔で、ステキな妄想をプレゼントしてくれた。被害妄想ばかりではなく、楽しい妄想も存在するのだと教えてくれた、シュタインさん。

精神に病をもつ人々の妄想は、多種多様だ。たいていは被害妄想的な内容であることは前

述したのだが、楽しい妄想も存在している。「小鳥とお話ができる」など、幸せな妄想を抱く方もたくさん存在するのだ。

ただ、シュタインさんの調子の悪いときは、手を焼いた。精神の状態には、調子のよい時も悪い時も存在する。大男のシュタインさんの調子があまりにもよくない場合は、手が付けられない。

今でこそ時代は変わり、抗精神病薬も進化し劇的な変化を遂げた。即効性が期待できる抗精神病薬の飲み薬もある。看護師が丁寧に説明することにより、患者は注射ではなく、飲み薬を使用することも選ぶことができる。しかし、その当時は、精神科医から指示を受け、看護師は注射をすることしかできなかった。昔の精神科病棟を描いたアメリカ映画に出てくるワンシーンそのもの。「興奮状態にあり、自傷や他害の恐れがある」と判断した精神保健指定医の指示のもと、看護師が強引に患者を押さえ込み、お尻に注射をする時代だ。抗幻覚妄想作用をもつセレネース（ハロペリドール）という薬と、副作用止めのアキネトン（ビペリデン）という薬（抗精神病薬投与によるパーキンソニズム、ジスキネジア・アカシジアと呼ばれる副作用を阻止する）を混和し、患者の臀部（お尻）に筋肉注射するのである（混合する薬の名称から、現場では「セレアキ」と呼んでいた）。

精神症状に関連した興奮状態で「暴れたら」という表現は誤解を招くかもしれない。別のとらえ方として、カルテには、病気の症状に伴って現れる「不穏状態」と記されていた。要するに、穏やかでないこと。状況が不安定で、危機や危険をはらんでいることである。しかし、それは患者が悪いのではなく、患者が幻覚や妄想の症状に苦しんでいる状態なのである。

当時の強引な筋肉注射という行為は、精神科医の指示であったとしても、今になって考えてみれば、倫理的にどうなのかという強い違和感を私は覚える。しかし当時は、それしか方法がなかったのである。大の大人が不穏状態で興奮しているのを静止させることほど、難しいものはない。男性看護師４～５名でも、とても無理だ。シュタインさんのような大男なら、なおさらのことである。

私は、やむなくシュタインさんの注射に立ち会う。このときばかりは、妄想カカロットは発動しない。

「シュタインさん落ち着きましょう」

私は、必死に声をかける。不穏な状態は収まらない。そして、シュタインさんの興奮は、男性看護師４～５名が部屋に入ってくることでさらにエスカレートする。当たり前のことである。普通に考えて、男どもが部屋に押し入ってきたら、誰でも怖さを感じる。しかし、そのような理不尽なことを、私は何度も行ってきた。患者の感情への配慮もない、こころの傷を残すだけの注射だった。

臀部（お尻）に筋肉注射という段階になっても、シュタインさんは瞬間的にお尻に力を入れて、穿刺（せんし）した注射器が逆に吹っ飛ぶこともあった。私も吹っ飛ばされた。苦労の末ようやく、注射を終え抵抗が収まる。いや、シュタインさんも、自分を守ろうと必死だったのだ。

通常に戻ったシュタインさんは、

「気持ちがよかった〜」

そして、静かになる。私になんとも言えない感情が沸き上がる。本当に、このやり方でよいのだろうかと。

時は流れ、働いていた築50年以上の病棟も新しく建て替えられた。シュタインさんは、保護室ではなく、一般病室で穏やかに過ごしていた。私は、何よりもそのことが嬉しかった。

「カカロットさんは、5月生まれでしょ」

シュタインさんは私に、新聞に書いてある今日の占いを丁寧に読み上げてくれた。新聞が大好きなシュタインさんは、大量の新聞に囲まれていた。もともと賢いシュタインさんは、私の学力では読めない漢字もスラスラと読んでくれる。そして、チラシを広げて開運・金運アップの金色の財布を執拗に勧めてくる。

「これを買えばいいですよ。大金持ちになります」

シュタインさんは満面の笑みだ。シュタインさんが言うなら……危うく信じそうになる。

シュタインさんの満面の笑顔は、いつもステキだ。その表情と雰囲気に、私は癒やされた。なんと知的で温かい人なのだろう。

私は、シュタインさんと一緒に散歩もした。四六時中病棟にいるシュタインさんは、病棟の外へ出ると、水を得た魚のように喜んだ。そして、突然、道路に走りだす。グリコのポーズで走りだし満面の笑み。車のクラクションが、ファンファン鳴らされる。私は後を追った。私の声はクラクションでかき消され、シュタインさんには届いていない。大男のグリコポーズを、車を運転している人は二度見した。そのときは、私の「シュタインさーん」の声で妄想カカロットが発動。シュタインさんは笑顔になり戻ってくるのだ。

シュタインさんという存在は、大きかった。体も大きいのだが、こころも大きい。シュタインさんは、精神科の実習に来る看護学生をこころよく受け入れてくれた。ある看護学生がシュタインさんを受け持ち、３週間の実習を終えた。彼はシュタインさんへお別れの挨拶をした。

「シュタインさん、お世話になりました。もう会えることはないかもしれないけど、受け持たせていただき、ありがとうございました」

謙虚で誠実な彼だ。シュタインさんは、しばらくして、

「会える方法が一つあるよ。君がここで働けばいい」

彼はその言葉に感銘を受け、翌年、私の働く病院に入職し、シュタインさんのいる病棟で、新人看護師としての一歩を踏み出したのだ。シュタインさんは魅力的だ。人の心を動かせる人物なのだ。

精神科看護師としての実務9年を経て、私は、4月から看護学校で働くこととなった。その年の3月いっぱいで臨床の看護を終えることになり、私の最後の勤務は夜勤だった。夜中、私が出勤したとき、シュタインさんは寝ないで待っていた。

「辞めないでください」

私に話しかけてくる。私もシュタインさんに会うと、辞めたくないと強く思った。シュタインさんはその日、一睡もすることなく起きていた。スタッフステーションの前に座り込んだシュタインさん。

「カカロットさん、辞めないでください。○○病院の損失だ〜」

何度も大声で叫ぶのである。私にとってはうれしい言葉だが、寝ている患者たちには大変な迷惑だった。

シュタインさんへ

新人看護師で未熟な私を受け入れてくれて、本当にありがとうございました。シュタインさんは、いつもステキな笑顔で私の前に存在してくれましたね。私はシュタインさんの天真爛漫な笑みが大好きです。シュタインさんは若くして統合失調症を発症し、入院期間は20年を超えていましたね。約８年間一緒にいたシュタインさんは、私の友でもあり、先輩のようでもありました。

臨床の現場を離れ、シュタインさんと別れることは、私にとって苦渋の決断でした。私は、シュタインさんの青春を取り戻したい一心で、仕事をしてきたからです。青春とは、夢や希望に満ちた若い時代の春なのでしょうか。私にとっては、シュタインさんとの出会いそのものが青春なのです。シュタインさんに会えるその一日は、よい日も、そうでない日も、最高の名誉であると信じている私がいたのです。

シュタインさんのご両親が面会に来られたときに、変わらない笑顔でお菓子を食べていたシュタインさんを、私は今でも思い出すのです。ご両親も、シュタインさんの元気な姿を見て、さぞ喜んだことでしょう。そして、私が夜勤の時には、たびたび調子が悪くなり、その巨体で保護室のドアをガンガン蹴り、周囲を閉口させました。それにも理由があったのですね。保護室の夜ほど、暗く孤独な時間はありません。苦しく辛い思いをされていたのでしょう。もしも、ナイチンゲールであれば、寄り添うことを選択したでしょう。今の私であれば、シュタインさんの、その思いを汲んでお話しすることができたのかもしれません。本当に申し訳なく思います。

シュタインさんは、私に「妄想カカロット」をプレゼントしてくれました。寄り添うこと、幻覚や妄想のあり方を、ご自身のからだで、私に教えてくださいました。そして、その意味を教えてくれました。本物の教師です。シュタインさんの青春を取り戻したくて、一緒に考えたくて、私は仕事をしてきましたが、志半ばで別れることになったことを後悔しています。しかし、シュタインさんの笑顔で周囲を癒やしてくれるようなステキな生き方を、私は理解します。シュタインさんに出会えて、本当によかったと私は思うのです。いつまでも元気でいてください。そしていつか、病院ではなくて、地域で生活できるようになることをこころから願います。

3. 離さなかった手、離せなかった手、離したくなかった手

梅雨の時期だっただろうか。病棟がジメジメとしていた記憶がある。外では私の好きなアジサイが、雨に打たれて喜びを表現している。薄紅色のアジサイに、私は癒やされていた。病院勤務2年目の私は、勤務日に仕事のリーダーを任されるようになっていた。当時のリーダー業務とは、病院によっても異なるが次のようなものだ。「申し送り」と呼ばれる患者情

報の把握と日勤勤務者への伝達。そして、その日に予定されている患者のプランを確かめ、必要に応じて担当者の割り振りをすること。また、医師の回診に立ち会い、治療の方向性、薬の変更やその他の指示を受けて実施すること。必要に応じて所属の責任者（病棟看護師長）へ報告、連絡、相談をすること。また、自身の勤務時間中の患者情報の提供と伝達事項、指示の変更などを次のシフト勤務者へ伝達することである。

そんな仕事にあたっているなか、病棟の内線電話が鳴った。

「○○病棟、マツシタです」

入院の依頼が入った。もう病棟へ向かっているらしい。スーツ姿の男性2人と精神科医が男子閉鎖病棟に入ってきた。男性2人はどうやら会社の上司と部下らしい。部下の男性は身長が高く、イケメンだが、顔色が暗い、というより生気がない。

現在でこそ、うつ病の認知度、理解は高まっているが、十数年前はそこまで理解がなかった。部下の男性ウィストンさんは、うつ病と診断されて入院となったのである。

私は、入院の受け入れのためウィストンさんの部屋へ足を運んだ。目的の一つは入院の案内と説明だ。もう一つは情報収集である。しかし、ウィストンさんの状況を見て言葉が出なかった。頭から毛布をかぶり震えている。ものすごく震えている。「し……、失礼します」と私は声を振り絞った。反応はない。いや反応はあった。ただ震えているという反応。看護師としても、人としても未熟だった私に、できることは何もなかった。

このまま見守るべきなのか、それとも退室して様子を見ようか。そのとき、毛布をつかむウィストンさんの手の肌の色が、一瞬だけ目に留まった。ウィストンさん20代後半、私20代前半、男同士、人間同士。私は自然とウィストンさんの手に触れた。震えているその手に、そっとそっと自分の手を当てた。

しばらくしてウィストンさんは私の手を握りしめた。私も握り直した。私は言葉が出ない。ウィストンさんは震えている。そして、自然と私はこう口走っていた。「つらかったですね」。それ以上もそれ以下もない、他の言葉が見つからない。今は言葉なんていらないのかもしれない。

ウィストンさんの震えは止まらない。男同士握り合った手。私はその手を離そうとは思わなかった。いや離したくなかった。それしか、その時の私にはできなかった。20分、30分と時間だけが過ぎた。このまま、気のすむまでウィストンさんと一緒にいようとこころに決めたのだった。私はウィストンさんのことをいろいろと想像していた。仕事ができなくなるくらい頑張りすぎたのだろうか。限界を超えたとき、上司に連れられて精神科を受診したことは、本心ではなかったのだろうか。入院に同意したことを悔やんでいるのか。何も聞けず、勝手な想像をしていた。

ただ、ウィストンさんの緊張が少しずつ緩和していくのを私の手は感じとっていた。ウィストンさんの柔らかい手は温かく、握り心地がよい。沈黙する私に、病棟の荒々しい声や物音が聞こえてきた。

躁状態の患者の大きな声が響く。「ピッチャーやまだ」「ピッチャーやまだ」「青森山田」「PL学園」。エンジン全開の躁状態の患者の声は、今はさすがに迷惑だ。私は、その騒音をかき消し、大丈夫と伝えたくて、ウィストンさんの手を握り直した。

ここは安全な場所なのです。そう思いを込めて、こころの中で何度も何度も、大丈夫、大丈夫と祈った。40～50分経過しただろうか。ウィストンさんの手の震え、全身の震えは止まっていた。自然と手を離した。ウィストンさんの毛布を整えた。私は「また来ます」とだけ伝えて退室した。

ウィストンさんの情報収集や入院の説明なんて、今は必要なかった。帰りの病棟廊下で、躁状態の患者がテレビを見ながら握りこぶしを挙げ、甲子園の名門校の校名を連呼している。私は、ここぞとばかりに「ピッチャーやまだ」と返してやった。あまり意味はないが、うるさいとも黙ってくださいとも言えないから「ピッチャーやまだ」になってしまった。

それからウィストンさんは順調に回復していった。お互いに話すこともあまりしなかった。私もどちらかというと無口なタイプだし、ウィストンさんは高身長、イケメンで無口な様子が似合っていた。そのときは「男は黙ってサッポロビール」みたいなのがカッコいいと思い込んでいた。そもそも、入院の日、男同士で握り合った手が私だということを、ウィストンさんはわからないだろうと私は思っていた。

時が過ぎていく。ウィストンさんの回復を見て取れて、私は本当に嬉しかった。私はウィストンさんの担当看護師ではなく、ウィストンさんに何かケアをしたわけでもない。特別な話をしたわけでもない。ただただ、日を追うごとによくなっていくウィストンさんを見ているだけで、私は嬉しくなった。

ウィストンさん退院の日、私は幸運なことに日勤だった。スーツを着こなし、元気を回復した男性。言葉はなくても見送ることができると思った。ウィストンさんが歩きだした。患者や職員に挨拶してまわる。

そして私の前に来た。ウィストンさんが静かに話しだした。「あの時、……手を握ってくれて助かりました。ありがとうございまし……」。語尾は涙と共にかすれて小さく聞こえた。ウィストンさんの涙は頬を伝って落ちていった。私も、嬉しくて涙が溢れた。覚えていてくれたのだ。

「私は、何もしてあげ……私は何も……」。言葉が思いつかなかった。そしてウィストンさんの差し出してきた手に私は自然と反応して握手をした。凛々しいその後ろ姿を目に焼き付けて、そうして別れるのである。ウィストンさん元気でいてください。

何かをすることだけが看護ではないということを、ウィストンさんは教えてくれた気がした。ある本にこうある。「よく精神看護では、何かすることdoingより、そこに存在することbeingが大事だといいますが、まさに患者が必要とするときそばにいて、何かを感じ取っていることがいちばんのケアだといえるでしょう」（武井麻子著『感情と看護――人とのかかわりを職業とすることの意味』医学書院、２００１年）

かかわりそのものが看護だとすれば、患者の前に存在しているときからケアは始まっている。どのように存在すべきかという問いを、ウィストンさんは私に投げかけてくれたのである。

ウィストンさんへ

あれから十数年が経過しましたが、お元気でしょうか。私は41歳になりました。ウィストンさんも40代後半でしょうか。

もう過去の話なのですが、ウィストンさんには、ウィストンさんと私のあの空間で、看護師として存在することの意味を教えていただきました。その教えを、授業の中で看護学生にお話しさせていただいています。

当時は、今以上にうつ病は理解されていませんでしたよね。本当につらいお気持ちでいらしたことを、私は今でも思い出すのです。そして、実は私もうつ病にかかったのです。ですから、ウィストンさんのあの時の不安と震えを、あの時よりは少しわかるような気がするのです。

ウィストンさんとつないだ手の温もりを、私は忘れません。ウィストンさんとのあの時間、あの空間がなければ、私は、看護師として当事者の前に存在することの意味を大事にしようとは考えられなかったと思うのです。当時の私は、「看護すること」イコール「何かすること」としか考えることができていなかったのです。しかし、ウィストンさんは、看護が人と人とのかかわりとして存在することでもあると教えてくれました。そのおかげで、私の看護の見方や考え方は変わりました。

存在することの重要性。そしてあの沈黙の時間にも意味が存在していたこと。それに加えて待つこと――控えて待つことの意味を教えてくださいましたね。本当に感謝しています。ウィストンさん、どうぞお元気でご自愛ください。

4. キャベツを切りたいと話した患者

その日は、朝からなんだか気分が憂うつであった。早く目覚めた私は、薄明るい朝方に外に出て、駐車場にあるコンクリートブロックに座り込み、朝の新鮮な空気を吸い込んだ。溜息とともに私はうつむき、アスファルトに目を凝らした。アリが朝から働いている。まだ夜明けなのに。働き者のアリは、いつ休んでいるのだろうか。私はこんな朝早くからは頑張れない。アリは、頑張り屋さんだ。

気分が憂うつな理由は、夜勤だ。私はあまり夜勤が得意でない。得意でないというのは、夜勤向きでないということだ。夜勤をすることで、私の体内時計は昼夜逆転してしまう。

朝早く目覚めたその日も、私は16時からの夜勤に入ることになっていた。そしてそこでの、その日の夜勤でのある出来事が、私の看護に対する考えを大きく変えることとなる。

私の所属する病院の勤務は、当時三交代制であった。24時間を8時間ずつ交代で担当するという勤務体制である。私の今日の勤務は、準夜勤という、夕方から深夜にかけての仕事だった。いつものように出勤し病棟へと歩いた。

最初に目に飛び込んできたのが若い男性の姿であった。私と同世代、20代半ばくらいであろう。男性は、スタッフステーション内で、あぐらをかいて座り込み、うつむき、なにやら独り言を言っている。独り言を、精神科では「独語」という。いわゆる病的体験。幻覚や妄想に左右された対話性の独語と考えられた。その患者の名は、ダウィンさん。統合失調症の急性期だった。

申し送りを受けて通常通りの勤務が始まった。ダウィンさんの入る二人部屋はスタッフステーションの目の前にあった。入院当初は、観察の行き届きやすい部屋となることが多い。ダウィンさんはおとなしく、自分の殻に閉じこもり、他者と話すことはなかった。うつむきながら、独語を続けている。ダウィンさんを気にかけていたが、こちらかの問いかけに反応はない。私は様子を見ることにした。

夕食を終え、食後の薬を配付したあと、他の患者のバイタルサインの測定や看護ケア、トイレ誘導などをして時間が過ぎた。当時の精神科病院では、夜8時になると睡眠導入剤を投薬しており、ダウィンさんにも声をかけようとしたとき、ダウィンさんの方から反応があった。

「キャベツを切りたいので……包丁とキャベツはありませんか……」

私は内心、反応があったことに驚いた。キャベツ？　包丁？　何？　と戸惑ったものの、そのようなものを病棟に置いてあるはずがない。ストレス発散のためにキャベツを切りたいのかと想像はしてみたが、ここは病院だ。

「そのようなものはありません」

私は返答した。数秒間の間が空いたあと、ダウィンさんは視線を合わさずにじっとうつむき、数十秒ほどしてから自室へと戻っていった。

ほんの数秒後だっただろうか、病棟内に、

「ガシャーン！」

身も凍るような音が響きわたった。私の体は、一瞬にして緊張状態に。アドレナリンが押し寄せた。音がしたのは、ダウィンさんの部屋だ。夜勤のペアを組む先輩看護師が、何かが起こったという表情で、スタッフステーションを飛び出す。私は、パニックになりながらも後を追った。

ダウィンさんは、自室の窓ガラスを拳で殴り割っていた。針金で補強された窓ガラスが、割れていた。私が駆けつけたとき、ダウィンさんは、鋭利にとがった三角のガラスの破片を手にしていた。そして、その長さ数十センチもあるガラスの破片を、ダウィンさんは自分の腹部に突き刺そうとした。その瞬間、私は無意識のうちにダウィンさんに飛びかかった。極度のパニック状態にあった私は、深く考える前に瞬間的に行為に及んだ。今でも、その光景は目に焼きついてはなれない。私は、ダウィンさんに怪我をさせないようにと必死だった。

その時間は、まるでスローモーションのように、とてつもなく長く感じた。一対一で大人の男性を制止させるのは難しいはずだが、今でも、どのようにしたのか思い出せないのだ。数分のうちに、医師や他の病棟のスタッフも駆けつけてくれた。ダウィンさんは腹部に擦過傷程度ですんだが、自傷の恐れがあり精神科医の判断で保護室に入室することになった。

一人の男性が自らの意思で、腹部にガラスを刺そうとする光景を目の当たりにした私は震えが止まらない。リアルな光景が私の心を暗闇へと導いた。同時に、罪悪感が私をおそった。その理由は、

「キャベツを切りたいので……包丁とキャベツはありませんか……」

ダウィンさんの言葉が頭をよぎったからだ。ダウィンさんは、私にしっかりとサインを出していた。「キャベツを切りたい……」という言葉で。なのに私は、そのサインに気づくことができなかった。

ダウィンさんは、保護室の鉄格子の間から手を伸ばして、ずっと立ちつくしていた。私は、その姿を見て、やるせない気持ちになり、自分の情けなさに失望した。このような事態になってしまったことを悔やんだ。悔やんでも遅いのだが、悔やむ感情しか残っていなかった。ダウィンさんの伸ばしたその手を、握ってあげることすらできなかったのだ。ダウィンさんは、病に苦しみ、一人で葛藤し、孤独だっただろう。私が想像したところで、本当の苦しみはダ

ウィンさんにしかわからないけれど、そんな想像を絶する苦しみの中でも、ダウィンさんは私に精いっぱいの声で訴えていたのである。

精神科におけるケアとは何か。看護師にできる看護とは何か。あのときのダウィンさんの言葉を、どのように捉えればよかったのだろうか。その日を機に、精神に病をもつ人への看護とは何かを、あらためて自分に問うこととなる。

ダウィンさんが、自らの意思で命を絶とうとした事実。苦しみ、追い込まれた末に起こした哀しい事件。「当事者の立場になって考える」とよく言われるが、容易ではない。ただ、ダウィンさんが私に教えてくれたのは、彼の事前の言葉には意味があったということ。

私は、看護師としてその場に存在していた。いったい、私たち精神科看護師は、患者の前にどのように存在すべきなのか。なにげない会話の中に、患者はどのような感情を込め、私たち精神科看護師に何を訴えようとしているのか。その意味をしっかりと受け止められる看護師、その苦しみを思い描くことのできる看護師でありたい。

ダウィンさんは、今も精神科デイケア（精神科リハビリテーションを日帰りで行う場所）に足をはこんでいる。私は、その姿をたまに目にする。表情は暗く、うつむいているのは変わらない。あのとき、大事には至らなかったのだが、ダウィンさんを見るたびに、私は当時の出来事が鮮明によみがえり後悔の念に駆られる。

そっと声をかけたい気持ちもあるが、うつむいて歩いているダウィンさんに、なかなか声をかけられずにいる。あのとき私は、ダウィンさんからの訴えに、時間をかけてしっかりと耳を傾ける必要があった。そして、「キャベツを切りたい……」と表現したその苦しみを、少しでも分かち合えたらよかった。「あのときは、……つらかったですね……何もできなくて、ごめんなさい」。私は、こころのなかでそっとつぶやき、「私たち精神科看護師は、当事者の前にどのように存在すべきなのか」という、私の看護の原点に戻るのである。

ダウィンさんへ

今はどのような日々をおすごしでしょうか。あなたが教えてくれたこと。それは言葉のサインでした。キャベツを切りたいのではなく、命を絶ちたいのだというそのサインを、私は見逃しました。本当に申し訳ありません。あなたの言葉に隠されたサインをしっかりと受け取っていれば、悲劇は起きなかったことでしょう。

死を選ばざるをえないほど追い込まれていたのですね。本当につらく、苦しい時間を過ごされていたのでしょう。ダウィンさんが孤独ななか、話さえできず看護もできずにいた私自身を心から申し訳なく思います。

ダウィンさん。私の至らなさで、ご迷惑をおかけして言葉になりません。しかし、あなたの苦しみと孤独は、必ず社会に伝えていきます。私にできることは、それくらいしかないのです。そして、私の看護の原点は、ダウィンさんとのあの日の出来事なのです。

いつの日か、私の方から声をかけますね。あの日のことを、まだ謝ることができていないので。あの日のことを思い出させていいのか、私にはわかりません。でも、いつの日か、ダウィンさんの元気な姿をひと目でも見られる、そんな日が来ることをこころから願います。

5．イマムラくん

彼と出会ったのは、真夏の暑い時期だった。空調の効かない病棟は、人をイライラさせる。それは、患者も看護者も同じだ。イライラした私は、汗だくになりながら保護室の清掃をしていた。全開にした窓からは、熱風が押し寄せる。私は額の汗を拭い、風がある分だけましだと自分に言い聞かせた。

アーチェさんは、県外の大学病院から私のいる病棟に転院してきた。私よりも年下の男性で、十代後半。統合失調症と診断されていた。アーチェさんの病的な世界は目に見えて著しい。入院当初、コミュニケーションはまったく図れなかった。また、病的体験から本能に基づいた行動が多く、急に走りだし、時に暴力的になる。私は理解に苦しんだ。しかし、それは彼の病気の症状がさせていることなので、私は彼を疎んじたことは一度もなかった。

ここで前置きとして述べておきたいが、このような当事者の状況を、決して差別的な目で見てほしくない。アーチェさんはその衝動的な行動から、精神科医の指示のもと、何年もの間、保護室で療養生活を余儀なくされた。しかし、彼は、一生懸命に生きようとしていたのだ。

私は、アーチェさんに何度も殴られた。いかなる理由があろうとも、暴力は許されることではない。そして、看護師である私たちは、その暴力を決して受けるべきではなく、暴力を受けた看護師をチームとして守らなければならない。被害を受けた看護師が心的な外傷を負わないよう最善をつくし、定期的にモニターしながら見守っていく。場合によっては、治療と休養も必要になる。そして、被害に遭った看護師の配置換えなど、すべきことは山ほどある。同時に、患者が暴力にいたる経緯について熟考し、防ぐ手段と対策について考えなければならない。また、危害を加えた患者にも、伝えなければならないことがある。それは、いくら病に起因するとしても、暴力での表現は好ましくないということだ。患者が落ち着いているときなど、病棟の責任者がタイミングを見て伝えていく責務があると私は考える。

ただ、私はアーチェさんに殴られはしたが、アーチェさんを恨んだことはない。それは、病気の苦しさのあまり言葉では表現することのできないアーチェさんの、一つの表現手段と私は捉えた。

私も、病棟の看護師たちも、アーチェさんのためにあらゆる試みをして看護を考えた。のちにわかったことなのだが、アーチェさんは中学時代に想像を絶するほどのいじめを受けていたという。アーチェさんの同級生が私に伝えてくれた。アーチェさんのこころの傷は深かった。決して人にこころを開こうとはしなかったのである。

アーチェさんは思春期初期に、人によって、いじめという悲劇に引きずり込まれたのだ。アーチェさんがこころを閉ざし、暴力的になることには理由があった。私は、本来のアーチェさんにいつか会えるよう、覚悟を決めてアーチェさんを看ようと決心した。

アーチェさんの部屋である保護室に入るのは怖かった。しかし、アーチェさんは、もっと苦しい世界にいる。こころの傷をほんの少しでも癒やすことができるのならば、私はからだの震えを勇気でかき消して部屋をノックし、アーチェさんに話しかけるのである。

精神科医が薬物療法の調整をし、私たち看護師もかかわりを重視し、時間をかけた。しかし、アーチェさんの居場所は保護室のままだった。一日の多くを保護室で、病的な世界の中で過ごしていく。私は看護師として、できることは何かを模索し続けた。

アーチェさんのことを諦めてはいけない。その人の可能性を信じよと、看護の理論家たちは書物で私に教えてくれた。理論家たちの共通している点はまさに、人としての可能性を信じ抜くこと。私がそのように捉えただけなのかもしれないが、それでも、可能性を信じてみることに私は賭けた。どうしても、本来のアーチェさんに出会いたい、その一心で。

アーチェさんに殴られても、わかってくれると信じて、それはよくないことだと伝えた。そしてアーチェさんの望むこと、健康的な側面を最優先してアーチェさんを看てきた。アーチェさんらしく生きてほしいと切に願った。

主治医の指示のもと、時間限定で保護室から外に出て、アーチェさんに寄り添った。気分転換になり、次につながることを私は願った。その開放時間に穏やかに過ごしてくれてホッとする。それもつかの間、アーチェさんはまた保護室に戻らなければならない。アーチェさんは、それを察して抵抗するのである。今日もまた、男性看護師数名で、抵抗するアーチェさんを保護室に誘導する。保護室から短時間出ることに意味があるのか、私は見出せずにいた。

アーチェさんとかかわる私の感情は複雑で、ときには自分にも嫌気がさした。保護室なんかこの世になければよいのに。何度も諦めかけた。そのたびに、人を看護（ケア）することの難しさを痛感させられた。その期間は長かった。

人間が人間を理解することは、容易ではない。何年たってもわからないのが人間の存在でもある。私は哲学者ではないのだが、そう思う。私には妻がいて、結婚生活は14年目になるのだが、いまだに彼女のことを完全にはわからない。人間とは、簡単な生き物ではないということだ。彼女も同様に、私のすべてを理解してはいないと思う。それでもいいから、人間なのだろう。枠にはめられるような人間はいないし、それぞれが唯一無二の存在なのだから。

アーチェさんを理解することにおいても、私はそれをわきまえた。それでもときには不安になり、主治医に、すがる思いでアーチェさんの状況を話したこともあった。それでも時間は、皆に平等に流れていく。数年が経過していた。時間が解決してくれるのか、アーチェさんとコミュニケーションが少しとれるようになってきた。

その頃から彼は、保護室で弓道の構えをとり始めた。なんとも綺麗なフォームである。エア弓道と私は名付けた。新築された病院の保護室の、強化ガラスでできた小窓越しに、

「きれいなフォームですね」

私は親しみをこめて声をかけた。アーチェさんはひと言。

「そう」

反応が出てきた。私にとっては、このうえない喜びだ。

アーチェさんは高校時代、弓道部だった。アーチェさんの私物に、卒業アルバムがあった。私はそのアルバムに、彼の高校時代を追った。本来のアーチェさんに会いたいという思いは

強まったが、アーチェさんは弓道の構えで彼の世界に戻っていった。そうなるともう、話しかけても反応しない。ひたすら弓道の構えが続く。

アーチェさんはB'zの曲がとても好きだ。彼がB'zを聴くので、私もB'zの曲が好きになった。主治医から指示を受けた時間開放のときは、大好きな曲をかけて、保護室の通路エリアでキャッチボール。玉はゴムボールだ。やがてそのキャッチボールは日課となった。受け持ち看護師のプランだった。私だけでなく、多くの男性看護師もそれに付き合った。時間はかかるだろうが、アーチェさんの人間への不信を、少しでも和らげたかった。

ある日、アーチェさんの受け持ちとなった私は、いつもと同じように彼のいる保護室へ向かった。

「おはようございます。今日、アーチェさんを受け持ちます。マツシタです」

私は笑顔で話しかけた。アーチェさんは、

「誰？」

そう言いながら、保護室の小窓に近寄ってきた。

「マツシタです。よろしくお願いします」

アーチェさんと出会って何年経過しただろうか。私の眼は潤んでいた。嬉しくて言葉が出ない。アーチェさんと話ができた。自己紹介ができた。これまでの彼との思い出がよみがえ

り、言葉にならない。するとアーチェさんは、

「嘘じゃん」

そう言って笑った。笑ってくれるアーチェさんを見て、彼のこころにほんの少し近づけたような錯覚に陥り、喜びを感じた。アーチェさんが続けて話す。

「イマムラくんでしょ」

アーチェさんは笑顔のままだ。

「イマムラくんではなくて……その……マッシタと申します」

すると、アーチェさんは弓道の構えで彼の世界に戻っていった。名前は覚えてもらわなくてもいい。一歩一歩でいい。ほんの少しでもいい、アーチェさんに信頼してもらいたい。

私は今日もまたアーチェさんのもとへ足を運ぶ。私が行くと、決まって、

「イマムラくんでしょ」

嬉しそうに笑顔で話すのだ。私は、

「マッシタです」

笑顔で応えた。本心では私の名前を覚えてほしかったので、繰り返したこともあった。それでもアーチェさんは私に言う。

「イマムラくんじゃん」

アーチェさんの、変わらない笑顔と「イマムラくん」という言葉。もうイマムラくんでもよくなってきた私がいた。アーチェさんと話ができるのならそれでいい。

次の日も、アーチェさんのもとへ向かった。その日私は、アーチェさんの受け持ちではなかったが、彼の笑顔が見たい一心だ。アーチェさんがいつものように話す。

「イマムラくん。それ飲んでいいよ」

保護室にある小窓にプラスチックの使い捨てコップが置いてあった。お茶のような淡い黄色。アーチェさんの笑み。コップからは、芳香、いやアンモニア臭。排尿だとわかった。

「これは尿ですね」

私は戸惑い、尋ねた。

「それ飲んでいいよ」

アーチェさんは笑顔。

「これは……さすがに飲めません……」

私は伝えた。アーチェさんは笑って、弓道の構えで彼の世界に戻っていった。そのようなやりとりの中で、私はアーチェさんと関係を作っていった。そしていつしか、私は、アーチェさんの言う「イマムラくん」とは誰かと考え始めた。行きついた先は、アーチェさんにとって重要な人物ではないかということだった。もしかしたら「イマムラくん」という人物が実在したのではないだろうか。勝手な空想だったが、それから私は「イマムラくん」になった。アーチェさんに、自分が安全な存在であると伝えたかったからだ。

アーチェさんが「イマムラくん」と話すときは決まって調子のよいときだ。私は、人間の醜いいじめによって深く傷ついたアーチェさんを助けたかった。

アーチェさんは今日もまた私に言う。

「イマムラくんでしょ」

「私は、アーチェさんの言うイマムラくんではないと思うのですが……アーチェさんがそう言うならイマムラくんです」

私は、そう返した。適切ではないが、率直に伝えた。今であっても、患者と看護師の治療的な関係を築くために、同じように返答しただろう。

「キャッチボールしよう」

アーチェさんからの希望だ。アーチェさんはキャッチボールが好きなのだろう。喜んで同意した。野球をしたことのないアーチェさんの投球フォームは変則的だ。そのフォームから繰り出されるボールは、見事な荒れ球だ。どこへ行くのかわからない。しかし私は、その荒れ球をキャッチすることに専念した。アーチェさんの感情を乗せたボールを、私はすべてキャッチしたい。

そんな穏やかな日が続いた。アーチェさんは相変わらず、私をイマムラくんと認識していた。私もイマムラくんという名の友人になりきった。そして彼からのメッセージ。

「イマムラくん。覚えてる？　よく遊んだよね」

「キャッチボールしましたね」

少しずつ、それでも確かに、アーチェさんとの心理的な距離は以前よりも縮まっている。

「いや、昔から遊んだじゃん」

アーチェさんは笑顔だ。私はハッとした。やはりイマムラくんという人物は、アーチェさんの人生に、確かに存在していたのだ。

ここで、転移という概念について簡潔に述べたい。がんの転移とは異なり、精神分析学の創始者と呼ばれるジークムント・フロイトが、精神分析における考え方の一つとして概念化した内容である。患者が、治療者に対して強い感情を表出した場合、その患者が過去に重要な他者との関係の中で体験した感情が、治療者を対象にして移しかえられていると考え、これを転移と呼ぶ。転移における過去の重要他者とは、両親やきょうだい、祖父母などのケースが多い。

アーチェさんが、アーチェさんにとって重要な人物であるイマムラくんを、私に転移していたのかは定かではない。しかし、私は、アーチェさんにとっての重要な人間の一人とみなされているなら、それでよかった。

アーチェさんをケアしたのは私だけではない。病棟というチーム一丸となってのケア。アーチェさんの看護を、チームみんなで考えたのだ。その結果、チームのメンバー同士が相互作用を発揮し、一体となった。アーチェさんのための新しい精神科看護を生みだしたのである。

私たちのチームは、アーチェさんへのかかわりを統一した。可能な限り、アーチェさんらしく、その日一日を大事に過ごしてもらおうとした。主治医の医療と私たち看護者の看護は、アーチェさんのこころを次第に開いたのは確かであった。

しかし、私には時間がなかった。先にも述べたように、私は看護学校で働くことが決まっていた。アーチェさんとも別れることになる。言いようもない感情が私を襲う。そして別れの日。アーチェさんのことを、病棟の後輩に託した。そしてアーチェさんにも、私の言葉で感謝の気持ちとお別れを伝えた。アーチェさんは変わらず、

「イマムラくんでしょ」

「イマムラくんです。また、会いに来ます」

彼は笑っていた。そしてお決まりの弓道スタイル。

「きれいなフォームです」

最後に私が伝えた言葉だった。

そして、時間はゆっくりと流れたのか急速に流れたのか、季節をこえて経過した。私は看護学校の教員となり学生を引き連れて、いや連れられて、精神看護学実習で再びアーチェさんに会うことができた。そして、シュタインさんにも会えた。

シュタインさんは「カカロットさん」、アーチェさんは「イマムラくんでしょ」と私に呼びかける。それでよかった。彼らの笑顔が何よりもステキだから、それでよかった。

その後、アーチェさんの主治医がクロザリル（一般名クロザピン。2009年発売の抗精神病薬）という薬を処方し、アーチェさんの精神状態はよくなったと、風の便りに聞いた。保護室を出て、一般病室で過ごしているそうだ。これまでのアーチェさんとの思い出が、走馬灯のようによみがえり、悦びで涙が滝のごとく止まらなかった。

私は、看護師として精神に病をもつ人を見てきたのだが、大半を占めて言えるのは、精神を病む過程には人間関係のストレスが関与しているということだ。特にいじめである。人間とは愚かである。いじめや虐待で人を傷つけるのだ。

私という一個人の見方であることは承知していただきたいが、ここで、こころを込めて伝えたいのが、いじめの問題についてである。いじめる側、いじめられる側に問題があるなどと聞くこともあるが、そのレベルの話ではないと私は思う。実際に、いじめを受け精神を病んだ患者のその後を、私は幾度も見てきたのだ。

人は人によって傷つくのだということを、どうか正しく理解していただきたい。人間の悲しみの本質は、孤立にあるということを、もう一度考えていただきたい。そして、同じ人間として、障害や病気のあるなしにかかわらず、身近な人、友人、恋人、家族に、愛情をもって大事に接してほしい。同僚や部下を、温かく見守ってほしい。児童や生徒、学生、かかわり合うすべての人の素晴らしいところを認め、大事にしてほしい。

いじめという行為は人のこころを傷つける。いじめは孤立をもたらす。いじめによって人生を左右される人も存在する。人の言動は、時として鋭い刃物となり、人を苦しめ、追い詰めるのである。

また、こころのあり方についても述べたい。

戦後から今日にかけて、私たちの人生の先輩方は、この日本の高度経済成長を実現してくれた。私たちが、こんなにモノに恵まれた世界を生きていられるのも、戦後から、必死に生き抜いてきた人生の先輩方の汗と涙と我慢の結晶だ。感謝してもしきれない。

ただ、現代の日本では、モノには不自由せず生きることができるのだが、朝のニュースではたびたび、殺人事件が報じられる。殺人、強盗、虐待、自殺。悲しいニュースに朝から気が滅入る。モノは確実に豊かになったのに、私たち現代人のこころは豊かになっているとはいえない。

ストレス社会のなか、こころを病む人は多い。だからこそ、人のこころのあり方や豊かさについて、また幸せに生きていくことの意味を、真剣に考えなければならない。そうでなければ、私たちは、本当の幸せを身に染みて感じることはできないだろう。お金では買えない幸せは、山ほどある。一人ひとりの人間が、それぞれの幸せを感じ取れる社会になることを私は願う。

そのために、私たちにできることは何か。人間同士が幸せに生きていくためにできることは何か。人間はそれぞれが違う存在である。生き方も価値観も違うことを承知のうえで互いに認め合い、互いに共存していく生き方と幸福を探求していく必要があるのではないか。

こころのあり方について、もう一つ述べたい。これは、私の体験から得たものにすぎず、事柄や状況次第で話は変わってくるのだが、人間関係において、苦手な相手のことを考える時間ほど無駄な時間はないと思う。私は以前、誰かを許せないという思いを背負っていることが多々あった。しかし、そのストレスは、私にはよい影響を与えてはくれなかった。私の場合、「許す」という名の魔法で、背負っているものを下ろすことにした。ほんの少し、自分らしく生きやすくなるのは確かだ。それだけでも、私たちのこころは、優しく流れる川のように透きとおり、軽くなるのかもしれない。

アーチェさんへ

アーチェさん。アーチェさんと出会った当初、正気を失ったあなたと向き合うことが私にはできませんでした。けれど、人間関係の中でいじめという過酷な状況に苛まれたこと、とてもつらい体験をされたことを、私は理解したいと思いました。そして、それが影響して精神を病んだことも。

あなたのこころの傷は深かった。長い年月、私はときに諦めかけました。それでもやはり諦めきれませんでした。私は、本来のあなたと出会いたかった。その思いだけが、私のこころを突き動かしたのです。病棟のスタッフ全員があなたの可能性を信じ、無我夢中でした。雨の日も風の日も、晴れの日も、お互いのこころが共に生きた時間は、決して無駄ではなかったと今でも信じています。

私がアーチェさんに、できたことは何だったのでしょう。すみません。とてもケアとはいえない、かかわりばかりだったことを反省しています。しかし、あなたが必死に生きようとしていたことを、私は確信していました。私は、あなたをいつまでも応援しています。そして、私のことをイマムラくんという名の友人、親友として見てくれたことを、誇りに思うのです。あなたと共に生きた時間、あなたの生き方に学んだことを、私は感謝しています。だから、アーチェさん。アーチェさんらしく、これからも生きてほしいと切に願い、私は祈ります。アーチェさん。どうか、お元気で。必ずまた会いましょう。

6. 星の彼方に

私が生まれてきたとき、両親や親族は大変喜んだと聞いた。私は覚えていないのだが、母が私に伝えてくれた。母は、私の誕生と成長を今でも喜んでくれている。そして、41歳になった私の言動に誤りがあれば、いまもなお正してくれる。母親とはなんとも偉大だ。人間の誕生とは神秘的である。そして私は幸運にして、父と母の子として温かい人的環境の中で生を受けたことに感謝している。多くの場合、人間は祝福されて誕生するのであるが、そうでない場合もある。

しかし、私は常々思っている。人生は山あり谷ありとよく言われるが、まさにその通りだ。私の体験からもあとに述べるが、平坦な人生なんて、そうはないと考えるのである。私の場合、よい出来事もあれば、よくない出来事もあった。ただ、よくない出来事があったとしても、結局のところ次には必ずよい出来事が待っていた。そういう意味で、人間は時間と幸・不幸は平等であるとの個人的な考えに至っている。

私は周りから祝福され誕生した。そしていくつもの発達ステージを乗り越えて生きている。それは、私にも使命があるからではないだろうか。そう信じている。素直さを忘れず誠実な人生を送り、私の使命を果たしたい。

そして私は考える。人間は誕生の日が決まっているのだから、死する日も決まっているのだろう。誕生のときと同じく、祝福されて死する日を迎えたい。それ以上に、自分らしく生きたい。独断も多く、自己中心的な私の歪んだ考えは、私の親や妻、きょうだいにとっては大変に迷惑な話だろうし、理解してもらえないのは承知している。しかし、私にしか生きられない人生の道が存在するのだ。死とどう向き合うか決めるのは、私自身なのである。

その日は､雲一つない青空の日だった。今でも鮮明に覚えている。秋に入った時期だった。秋になると私は幼少の頃を思い出す。両親が、近くの山に栗拾いに連れていってくれた。秋の山は静かだ。なんだか切ない空間に来たようで、栗よりは両親を必死で追ったものだ。

そんな秋に出会ったのがラッカさん。統合失調症と診断され、抑制が完全に欠如した状態であった。人間は一般に、理性というものを身につけている、というより、備わっている。しかし、ラッカさんの世界は違った。統合失調症の症状の現れ方は千差万別であるが、ラッカさんの場合は、病気により理性を失い、本能のままに行動するような状況だった。

私は精神科の看護師だ。統合失調症という病気について語る内容は、看護の現場での経験にもとづいており、あくまでも一人の看護師としての見方であることをご承知いただきたいのだが、精神の病のありようは、時代背景とのかかわりも大きいように思う。統合失調症という病気を取り巻く状況や、その症状も、時代と共に変化してきたように私は感じている。

私が看護師として働いていた西暦２０００年頃、この疾患は統合失調症ではなく精神分裂病という診断名であった。あたかも精神が分裂したように、回復の見込めないという、なんとも人格否定的で差別性の含まれた絶望的な表現である。その名称に違和感を覚えた人は多かった。１９３７年から使われてきた「精神分裂病」という名を「統合失調症」に変更することを、２００２年に国が認めた。

そして現在に至り、時代背景と共に病態も変化している。現在の統合失調症は、早期の発見、早期の治療により社会復帰も可能である。それを可能にしたのは、精神医療の充実だ。精神科医たちの研究によって得られた成果でもある。その研究の成果に基づき、向精神薬は劇的な進化を遂げた。精神医療の発展が、精神に病をもつ患者の人生を守るのである。

ラッカさんの話に戻る。私は実際に見ていないが、聞いた情報によると、ラッカさんは黄色のパラソルを広げて「らっかさ～ん（落下傘）」と叫びながら自宅の2階から飛んだらしい。着地はしたものの不幸なことに両足を骨折した。いや不幸中の幸いと表現してよいのか、命に別状はなかった。そのような世界の中を、生きている人物である。つまり、抑制が欠如している状態といえるが、彼が悪いわけではない、病気は時にその人の理性を奪い、抑制の欠如に至る場合もあるのだ。

私は、彼の担当看護師になった（プライマリーナースといって、担当する患者の入院から退院までのプランを立て、共に回復へ向かう存在だ）。私はラッカさんの人間的な魅力に惹かれていた。脱抑制状態に陥ると本能のままに行動するのだが、ふだんの彼は、素晴らしいユーモアをもち合わせた人物だ。そして何より、人間らしい、憎めない人柄で他の看護師からも人気があった。魅力的でステキな男性である。

私は、担当看護師として彼の看護プランを立てた。ラッカさんの人生を、ラッカさんらしく生きてほしいがために、後にも先にもないくらい必死に、彼の看護のプランを考え、私が休みのときでも、他の看護師が見て看護できるような内容に仕上げた。本来のラッカさんらしく生きてほしいと、ただただ願った。理性が欠如し、脱抑制状態に陥ったラッカさんは突拍子もない行動をとることから、精神科医の指示で部屋はいつも保護室だった。

ある日、ラッカさんの主治医から中庭へ出てよいとの時間開放の許可をもらった。これまでに、散々やらかしてきたラッカさんだ（散々というのは文章では表現しがたい内容である）。受け持ちである私は、慎重に考え、同僚の看護師に相談した。精神科の看護師たちは実に感性が鋭い。私の、わがままともいうべきその看護プランを受け入れてくれた。

私の「ラッカさん時間開放～自由くつろぎ大作戦」はこうだ。ラッカさんと中庭に出て、一緒に外の空気を思い切り吸い、そして自由気ままに散歩。ベンチに座ってくつろぎ、話を聴く（会話する）。パンくずをまいて鳩に餌をやる。ラッカさんが屋外で可能な限り安全に気分転換を図ることが目的だった。中庭でできる活動も考えたが、レクリエーションで使用できる道具は限られている。サッカーボールを蹴るか、キャッチボールくらいである。ラッカさんからは特に要望がなかったために、私はキャッチボールを選んだ。まずはストレスの発散をしてもらいたい。私の看護プランは至って普通である。仕方がない。しかし同僚は、快く賛同してくれた。ありがたい。

そして、待ちに待った「Xデー」、いや、「ゴールデンタイム」。穏やかな気候と緩やかな風が、私の身体を癒やしてくれる。しかし、その癒やしもつかの間、私は緊張していた。ラッカさんを、万が一にでも事故に遭わせるようなことがあってはならない。ラッカさんの行動が、周りに悪い影響を与えてもいけない。すべては、ラッカさんがラッカさんらしく、穏やかに過ごすための時間。その時間と回数を増やしていき、保護室から開放されてほしい。私とラッカさんの共同プランでもあった。一般病室で過ごすための足がかりにしたいと私は願った。同僚の看護師も私のプランを応援してくれている。失敗は許されない。

当日、ラッカさんのいる保護室へ向かった。不安と緊張、喜びと期待が交差した足取りだ。妙にぎこちない。私は、ラッカさんに声をかけた。

「ラッカさん。おはようございます」

「おー、オザキキヨヒコさん」

ラッカさんは満面の笑みで私のことをそう呼ぶ。私はひげが濃いうえに、ひげから髪の毛まで連なっている。ひげは剃るのだが、もみあげを少し長めにしているせいか、オザキキヨヒコさんとラッカさんは私を呼ぶのだ。どう呼ばれてもいいのだが、オザキキヨヒコさんは芸能人だし、芸能人のように見られているのは光栄ともいえる。

「ラッカさん。今日は外に出て楽しみましょう」

ラッカサンの笑み。ラッカさんは続けて、

「また会う～日まで～」

ラッカさんは、私の誘導に応じてくれた。表情もよい。穏やかだ。間違いなく今日のプランはうまくいく。私は、そう信じて疑わなかった。空間的な開放は、ラッカさんによい影響を与えた。ラッカさんが笑顔になっている。鳩を指さして、

「ほら飛んだ」

無邪気なラッカさんの満面の笑みは、私を癒やしてくれた。ラッカさんは、鳩を追いかけ

る。見ている私は、それだけで満足だった。ラッカさんに捕まらないように、逃げ切ってくれと心の中で鳩に呼びかけた。鳩も利口で、餌にはありつくが決して捕まらない。鳩さん、その調子だ。

「ほら飛んだ」

ラッカさんの輝いた瞳は、とてもステキだ。マンツーマンで付き添った私は、安堵していた。中庭には、他の患者はいない。周りでは信頼できる同僚が、応援してくれている。なんとも心強い。外に出たときのラッカさんの笑顔。本来のラッカさんの表情のように思えてならない。彼は楽しく過ごしている。私には、その些細な事実だけでも十分だった。

キャッチボールの時間になった。病院に置いてあるのは、年季の入った、なんともいびつな形のグラブだ。そして古びた3号のソフトボール。私は小学3年の頃から野球をしていたから、多少の自信がある。アーチェさんとのキャッチボールのときのように、すべての送球に対応できるつもりでいた。

ラッカさんに、グラブとボールを手渡した。彼の表情は穏やかだ。しかし、ボールを渡したとき、私は、いつもと何かしら違うラッカさんの表情を察知した。ラッカさんにスイッチが入ったようである。しかし、ここまで来たらもうやるしかない。

私は、ラッカさんにグラブとボールを手渡して、適度な距離まで移動しようとした。その瞬間だった。至近距離から、ラッカさんは私に向かって全力でボールを放る。とっさのことで避けようがない。私は、瞬間的にグラブで自分の顔を覆い、右手で股間を押さえた。私の右耳のすぐ横を「シュルルー」と速球が音を立ててうなる。

「ラッカさん。危ないですよ」

私は伝えた。ラッカさんはスイッチＯＮの状態になった。私は、自身を落ち着かせた。これも想定内と。いや想定外だったが、ここでやめたら、ラッカさんのためにはならない。周りで様子を見ていた看護師たちは爆笑している。私は、周りの看護師をにらんでボールを取りに走った。

そして安全な距離をとり、ラッカさんへボールを返した。スイッチＯＮのラッカさんはすべて全力投球。ラッカさんらしいのだが、急激な全力投球は肩を壊す恐れもあった。私はやむなく、ラッカさんとのキャッチボールを４～５球ほどで終えた。キャッチボールを終えたラッカさんのスイッチはＯＦＦになり、穏やかな表情に戻っていた。よかったのか悪かったのかわからない。しかし、今日のことを教訓にして、次に進めるかもしれない。開放の時間が延びるかもしれない。ラッカさんとの治療的な関係を、少しずつ構築できつつあると、私は信じていた。

ある日、ラッカさんは肋骨を痛めて整形外科を受診することになった。その整形外科受診も、私が付添人となって外出するプランだ。すでに数年間、精神科病院に入院しているラッカさん。外出による刺激が強いことは、私も想像ができた。ラッカさんと看護師２人（うち１人は私）の３人で行くことで、主治医から許可を得た。

整形外科に着いた私は、ラッカさんのケガをした肋骨がよい経過であることを祈っていた。加えて、外出も無事に成功させてほしい。その一心だ。人気のある整形外科は患者も多く、私はラッカさんと雑談をしながら待ち時間を過ごした。突然、ラッカさんが立ち上がり、声を出した。

「A子〜」

妻の名を呼ぶラッカさんの瞳は、初めて恋した少年のように輝いている。もちろん人違いだった。大きな声に、当然、周りの患者は二度見し注目する。奥様と勘違いされた女性は席を外した。私は気が動転したが、必死にラッカさんをなだめた。

「A子〜」

ラッカさんの目には、妻の容姿が確実に映っていたのであろう。タイミングよくラッカさんの名が呼ばれ、診察室へ誘導した。瞳は相変わらず少年のように輝いている。長らく妻に会えていないラッカさんは、これまでにもさぞ辛い思いをしてきたのだろう。容姿の似通った人物を、自分の妻と思い込んでしまう気持ちも、わからなくはない。私はラッカさんの立場を想像した。幸い、ラッカさんのケガは経過良好。私は安心した。ただ同時に、妻に会いたいというラッカさんの気持ちを考える一日でもあった。

私はしばらくして、ラッカさんの奥様に電話をした。担当の看護師である私の自己紹介、ラッカさんが元気に過ごしていること、肋骨のケガも経過がよいこと。肋骨をケガする前には、キャッチボールをして気分転換をしたこと。奥様のことを気にかけている様子が感じられること。私の話に、奥様は嬉しそうに応対してくれた。私は、面会に来てほしいということを、あえて奥様に伝えなかった。奥様の自宅が遠方ということもあったが、何より、最愛の夫であるラッカさんのことだから、こちらが言葉で要請するのも、違うという気がした。今後、定期的に奥様に電話していこうと私は決意した。

そして月日は流れる。折々の電話が功を奏したのか、奥様が遠方から面会に来られた。奥様との面会をラッカさんは喜んだ。この上ない喜びだ。私は、この面会がラッカさんにとってどれほど貴重な時間であるかを考えていた。

温かい面会の時間は、ゆっくりと穏やかに流れた。ラッカさんは終始、言葉では表せないほどの笑顔だったし、私自身も喜びを感じた。しかし、面会の時間にも限りがある。可能な限りこの時間を大事にしてほしいが、奥様にも都合がある。奥様は、そろそろというような趣きで席を立った。

それでも、ラッカさんは席を立とうとはしない。そして、私の言葉にも耳を貸さない。痛いほどに気持ちをわかりながらも、やむなく私は病棟に応援を頼んだ。数名の看護師が、呼ばれ、面会は終了する。ラッカさんは、ここぞとばかりに抵抗する。正常な反応である。ラッカさんの気持ちを考えれば、その抵抗の意味は痛いほど理解ができた。奥様との面会の時間が天国だとすれば、病棟のラッカさんの部屋は、地獄である。私はラッカさんを落ち着かせるのに必死だった。そして、このような状況を見た奥様はどう感じるのだろうかと心配になった。私は奥様に伝えた。

「ラッカさんは、この面会をずっと楽しみにしてきました。奥様と一緒にいたいラッカさんの気持ちが、私にはわかるのです。ラッカさんの気持ちだけは、どうかわかってください」

奥様はうなずいてくれた。抵抗するラッカさんを背に帰ろうとする奥様の姿は、悲しみに溢れていた。私は、ラッカさんを静止する看護師たちに伝えた。

「抵抗するのは当たり前のことです。ラッカさんから手を放して」

「……。ラッカさん落ち着いてください」

看護師たちは、不満そうにラッカさんから手を放す。私はラッカさんの背中に、そっと手を当てた。ラッカさんは落ち着き、病棟へ一緒に戻ってくれた。ラッカさんの背中に当てた手を離すことなく、私はこころの中で、「大丈夫」と繰り返していた。

時は流れ、ラッカさんの衝動的で本能的な行動も、比較的落ち着いてきた時期があった。私が、特別な何かをしたわけではない。ただ、看護のプランは日々進化していったように思う。ラッカさんは目に見えて落ち着いていき、主治医はラッカさんの一般病床への部屋移動を許可した。

ステーション近くの二人部屋。事実上の隔離解除である。この瞬間をどれだけ待ちわびたことか。ラッカさんと共に喜んだ。スタッフも全員で喜びを分かち合った。ラッカさんの主治医である精神科医は、私に言った。

「マッシタ、お前の影響で彼（ラッカさん）はよくなった」

信頼のおける精神科医が、私だけでなくチームである看護師たちを認めてくれた言葉だった。認めてもらえたことが、私の看護への熱意をより確かなものにさせた。

褒められて気を悪くする人はいない、そう聞いたことがある。しかし褒めるということには、実は上下が関係している。たとえば、私が平社員だとして、代表取締役社長に「社長、仕事をよく頑張っていますね」なんてとても言えない。安易に褒めることはしないほうがよい。褒めるにしても、時と場合と関係性に配慮した上で慎重に言葉を選ぶべきなのだ。ただ褒めればよいのではなく、本当に必要なときに褒められる体験は、人間の達成感や喜びにつながることは確かだ。

ラッカさんの主治医である精神科医は、私個人を褒めたわけではない。私たちの看護を認めてくれたのだ。これまで認められようと思ってラッカさんを看護してきたわけではないのだが、認めてもらうことは、私にとって大きな意味をもつ貴重な経験だった。今でも忘れることのできない、本当にありがたい言葉だった。

ラッカさんと私にとっての一般病室は、夢のようだった。彼もきっと、一般病室での生活を望んでいたことだろう。このままよい状態で、一般病室に適応してほしい。私は強く願った。ラッカさんの夜間の様子が気になり、同僚に夜勤を交代してもらうこともあった。

しかし、その夢は長く続かなかった。病棟の患者の数や当事者同士の関係、テレビの音量など、周りの刺激が強かったのだろうか。ラッカさんの精神状態は次第に悪化し、1週間も経過しないうちに保護室に戻ることになった。まさに夢で終わってしまった。

私はかなりのショックを受けたが、それ以上にラッカさんは苦しんだだろう。また一からやり直し。ネガティブな感情が私を襲う。いや。またやり直せる。失敗を教訓に成功した人間はいくらでもいる。私の中の私がそう言い聞かせた。

再び保護室に入室することになったラッカさん。次の日の朝、彼のもとへ向かう私の足取りは重い。私は、ラッカさんも落ち込んでいるのだろうと想像していた。しかし、ラッカさんはいつも通りの格子越しに胡坐をかき、満面の笑みで、たばこのフィルターを鼻の穴に入れて吸っている。そのユニークで人間らしい魅力は、昨日までと変わらない。

「それ、たばこの味しますか」

私は尋ねた。

「おー、オザキキヨヒコさん」

相変わらず、私はオザキキヨヒコさん。調子のよいときは、なるべく広間で過ごしてほしい。そして外の風を感じてほしい。諦めない私は看護に努めた。

ある日のこと、スタッフステーションで私は、看護研究のデータ集計をしていた。これまでに数日、何十時間もかけて研究してきたのだ。ラッカさんには、傍らにいてもらい、好きな雑誌を数冊用意して共に過ごした。当時使っていたのは、ワープロと呼ばれる文書作成機。ふと、ラッカさんが何のためらいもなく、

「プチッ」

真剣な表情で主電源を落としてしまったのだ。私の看護研究は、一瞬にして水の泡と化した。周りの先輩看護師は、笑いをこらえている。私は、苦笑いと赤面。でも、それがラッカさんなのだから。そうか、ラッカさんは機械が好きなのかもしれない。一日中一緒にワープロをしようと、よい方向に考えた。そんな毎日は、新しいことばかりで本当に楽しかった。

突然訪れた運命の日。私は夜勤だった。朝の7時くらいだっただろうか。夜勤の疲労と程

よい眠気が、思考を鮮明にさせせない。保護室からドアを蹴る音が聞こえる。私はその音に引き寄せられるように部屋に向かった。ラッカさんだった。

「おー、オザキキヨヒコさん」

ややイライラしている様子であったが、話を聴いていると、ラッカさんは次第に落ち着いていく。20分ほど時間を共にしただろうか。たわいのない会話のやり取りだ。ラッカさんの笑顔が見えた。そして穏やかな声。ラッカさんは、この部屋から出たいと私に話してきた。

「外に出るようお願いします」

「もちろんです。こちらこそお願いします」

私もやっと安心できた。今日は夜勤明けで帰ることと、次の勤務日を伝えた。そして挨拶し、その場を後にした。一連の夜勤業務を終えて帰宅すると、その疲労から、ひと時の眠りにつくのが私の夜勤明けのパターンだ。

2時間ほど経過しただろうか。深い眠りに入っていたのだろう。当時使っていたガラパゴスの携帯電話が鳴り、私は目を覚ました。発信元は、勤務先の病院。夜勤明けだとわかっているのに、なぜかけてくるのだろう。私は無視しようか迷ったが、なんとなく不自然な時間帯の着信に違和感を覚え、やむなく電話に出た。

「ラッカさんが亡くなった。すぐ来てくれ」

同僚看護師からの電話だった。きっと悪い夢を見ているに違いない。私は否認した。いや、夢であることを願った。しかし、私が、夢ではない現実の世界に存在しているのは確かだった。頭の中は無に等しい。何も考えられないのだ。何の感情も沸かない。表現のしようがない。しかし、居ても立ってても居られない。何かの間違いであってほしい。私はその辺にあった衣類を身に着け、車のエンジンをかけた。

病院にたどり着いた私は、急いで病棟まで走った。目に映る景色は、歪んでいた。病棟のカギを開けて入ると、おびただしい人。ラッカさんは別室に運ばれて横たわり、すでに息を引き取っていた。

「ラッカさん、ラッカさん……ラッカさん」

私は何度もラッカさんに声をかけた。かすれた声で、声にならない声で呼び続けた。いくら話しかけても反応はない。ラッカさんは安らかに目を閉じていた。死後の処置をする看護師に時間をもらいたいと頼み、ラッカさんを抱きしめた。背中が温かい。不思議と涙は出なかった。

人は、悲しみの状況にあるときは自然と涙が出てくるもの。私はこれまでの経験からそう思っていたのだが、本当の悲しみを目の前にした私には、涙はなかった。数時間前、夜勤明けで帰るときに話した記憶。なぜ、あの元気で人間らしいラッカさんは存在しないのか。納得ができない。温かい背中を感じながら、別れなければならない。人との別れは実にはかないもの。私にできることは、もう何もなかった。ただ、ラッカさんとの思い出に浸りながら、抱きしめることしかできなかった。

「マッシタ、もういいだろう。離れろ」

先輩の声がした。なんとも気持ちのわからない看護師だ。いつまでもそうしている時間はないと、私もわかっていた。しかし、私は先輩看護師の言葉を無視した。そして私は、看護師たちによって無理矢理に引き離されるのである。私は暴れそうになった。精いっぱい表現しようとしてもしようのない、悲しみと怒りを必死でこらえた。

「私も最後までする」

私はラッカさんの受け持ち看護師だ。看護師としてできるエンゼルケアを行った。行ったはずなのだが、私はいまだに、そのときの状況をどうしても思い出せない。

死因は窒息であった。昼食の米（ごはん）を丸めて丸飲みしたとのことだった。

精神科病院で最も起こりやすいといわれているのが誤嚥だ。つねに起こりうると考えてもよいほどだ。誤嚥から窒息事故につながるリスクは高い。私たち精神科の看護師は、常日頃から窒息を防ぐために細心の注意を払っている。食事の際は、ゆったりと食事をしてもらう雰囲気づくりを心掛ける。そして患者をせかさないよう、行動を慎む。観察力を高めて見守る。食事の形状も誤嚥のないよう医師に相談してきた。それでも毎年のように事故は起こるのである。

患者の食事行動をよく観察してみると、丸飲みをする患者が多いことに愕然とする。味わって食事をするのではなく、空腹をかき消すように勢いよく食べる、飲むと表現した方がよいかもしれない。ペースも速い。一瞬、目を離して振り返ると体が傾き、チアノーゼ（呼吸困難により、血液中の酸素が不足し、唇や顔が青紫色になる状態）を起こしている患者もいた。また、部屋でお菓子などを隠れて食べて窒息し、倒れていた患者も見てきた。その苦い経験から、即座に対応できるように、看護師を含めたスタッフは窒息への対処法を何度も訓練している。

ハイムリックの３徴候と呼ばれるものがある。それは「声が出ない」「チアノーゼ」「胸やのどに手をあてている、かきむしる」などの動作で、この３徴候を示している場合には窒息を考えて救急処置を行う。患者の体を動かさずに口の中を観察し食物や異物が詰まっていないかを確認するのである。詰まっているのであれば、すみやかにかき出す。その他にも、上腹部圧迫法（ハイムリックの手技）を看護師は繰り返し練習している。そして、機械による吸引手段として、掃除機と接続できる医療器具もある。看護師はこれらの中から最善の手段を用いて窒息を回避させるのだが、時と場合によっては、その努力むなしく不幸にして死に至るという結末を、私はこれまでに何回か見てきた。

ラッカさんもそうなってしまったのだ。私がいても同様の結果になっていただろう。私たち精神科看護師チームは、窒息による事故を防ぐべく訓練を繰り返していて、応援の要請を受けることもあり、チームでの動き方を常にイメージしている。しかし、その最善を尽くしても免れない状況もある。

ラッカさんの家族が到着した。霊安室に運ばれたラッカさんに私は付き添い、奥様に頭を下げた。

「申し訳ありません」

言葉にならなかった。奥様の顔を見て、初めて涙がこぼれ、床に落ちていく。奥様も同じように涙していた。言葉はなかった。それが真実。私は、一人の尊い命を守ることができなかった自分を責めた。ラッカさんの小学生くらいの娘さんは、私に抱きついて大声で泣いた。私もその娘さんに申し訳なくて泣いた。私は娘さんを抱きしめた。

「お父さんは立派な方だった。私はラッカさんが大好きだった」

そう娘さんに伝えた。一緒に泣くことしかできなかった。

その事故翌日から、私は軽い抑うつ状態で仕事が手につかなくなった。思い出してしまう。思い出すと、自然と涙が頬を伝う。同僚とも話す気になれない。こころの中には、何もないのである。燃え尽きた感覚だけが私にあった。

こころある先輩は、唯一私のことを理解してくれた。ラッカさんの受け持ち看護師である私を、支えて応援してくれた看護師である。私の気持ちがわかるのか、私のことをそっとしておいてくれた。そうして数日が経過した。

夜空を見上げた。澄み渡った夜空には、数えきれないほどの星が輝いて見えた。ラッカさん。星の彼方にラッカさん。もう保護室に入らなくてもいい。私は彼に伝えた。

ラッカさんへ

あなたのことを思うと、言葉になりません。あなたは今も私の中で生きています。あなたと出会ったことは、神様が私に与えてくれた宝物なのです。

あなたは確かに、この世に存在していました。精いっぱい生きたあなたと、共に生きたことを私は誇りに思います。それ以上は、言葉にならないのです。

私もいつか死を迎え、あなたのそばに行くことになりますが、私にはまだやらなければならないことがあるのでしょうか。人生を全うし、使命を尽くしたのなら、あなたのもとへ行くのも怖くないのです。

あなたの生き方や価値観を私は忘れないでしょう。あなたがいなければ、また私は違った世界を歩んでいたのでしょうか。いや、あなたと出会うのは運命だったのでしょう。そう信じて私は今を生きているのです。感謝しています。あなたの笑顔とあなたの人間としての生き方は、私の中で一生色褪せることはないのです。またお会いできることを願います。

第2章

精神の病をもつ人への理解

1．精神科の患者に対する正しい理解

生まれ落ちたときから精神を病んでいる人はいない、と私は考えている。誤解を招かないよう表現したいので、私の精神看護の思想を育んでくれた二人の先生の書物を活用させていただく。

一人目の先生は、日本赤十字看護大学名誉教授の武井麻子（たけいあさこ）氏、二人目の先生は、北里大学看護学部教授の出口禎子（でぐちさちこ）氏である。私は精神看護学の専任教員として、精神看護学とは何かを探究するために、いくつもの看護学系の本や、雑誌、文献を読みあさった。行きついた先は、他でもない、二人の先生だったのである。その著作は、私の理想の精神看護を興味深く紐解いてくれており、私は徹底的に読みこんだ。お二人は、私自身に精神看護の基礎技術から思想までを与えてくださった。そして私は、その教えを、忠実に看護学生に伝えてきた。いわば私の精神看護の思想は、二人を模倣することから始まったのだ。

出口禎子氏には、２００９年、厚生労働省が管轄していた看護研修研究センター看護教員養成課程に私が在籍中、お会いすることができた。出口氏は、精神看護学の考え方を、丸一日を使って私たちに講演してくださった。そのときのノートを、私は数年間にわたり、何回

も何時間も繰り返し読み返した。そのため、私が講義する際には、もしかしたら口調まで出口氏に似ていたかもしれない。出口氏の教えは、実に新しかった。その出口氏の恩師が、武井麻子氏なのである。つながりを知ったときの喜びは計り知れなかった。

武井氏と出口氏の教えは、私が精神看護学の本質を学ぶには、十分すぎる内容であった。私に明確な精神看護の看護観を確立させ、与えてくださった。加えて、私は勇気をいただくことができた。本当に感謝してもしきれないのである。出口氏の教えは、私にとってはまさに新しい内容であり、精神看護学をどのように教えるべきなのかを、より明確にしてくれた。そして、その教えを基に、私は看護教員として教壇に立つことができたのだ。

二人の教えから、精神に病をもつ人への理解を深めていきたい。人は生まれ落ちたときには精神を病んではいないと先ほどお伝えしたのだが、言い換えると、なんらかの対人関係や関係性の中で、人はこころを病んでいくものと私は考える。環境や、その人を取り巻くすべての出来事、ライフイベントの中から、ストレスや危機感が生じた結果、精神に病をもつこともある。私はこれまで、看護師として患者の発症の過程を見聞きしてきた。第1章では、各患者の発症過程については詳細に触れなかった。しかし、私が見てきた多くの患者の発症過程には、共通する点が多々ある。精神を病む過程にストレスにつながるクライシス（危機）が存在していたのは事実だった。

先にも述べたが、強調したいのでもう一度記したい。精神を病むということは、患者本人の問題だけでなく、周囲との関係、環境の中に問題がある場合もあるのだ。そこには社会の病理が潜んでいるのである。

武井麻子氏は、精神看護学の基本的な考え方として、次のように述べている。

　人はさまざまな危機に遭遇し、それを乗りこえながら生きていく。危機に際して人はさまざまな反応を示すが、精神障害はその反応の1つであり、特殊なものではない。（『精神看護学［1］精神看護の基礎』第5版、医学書院、２０１７年）

難しい内容ではあるが、出口氏の教えから得た私の解釈はこうである。ここでいう「危機」に際しては、心身にストレスがかかる。人間は、ストレスがかかると、そのストレスに対処する行動をとる(コーピング行動と表現される)。その一つが、問接的に問題を解決する行動。ショッピングや旅行といった、自身の趣味などで、ストレスを発散することがその例である。また、ストレスには、人を成長させるものと人に負荷をかけるもの、両方があることから、それらを見極め、うまく付き合うという直接的なコーピングも存在する。

そして、ストレスへの対処（コーピング）をしきれなかった場合、３つの側面に反応が現れる。一つ目は、経験した人も多いかもしれない。ストレスがたまり、その許容量をこえると、蕁麻疹が出たり、熱が出たりする。私の場合は、偏頭痛や胃腸炎などの症状が出る。これを身体化という。いわば、ストレスへの反応が、身体に出てくるのである。

そして二つ目は、社会化。特に、反社会的な行動である。たとえば、その昔、ストレスを抱えた若者が、集団で大人を狙い、暴行を加えて金銭をとるという犯罪行為が複数報道された。最近も、ホームレスの人を集団で暴行する様子を撮影し、インターネット上に動画をアップする行為が社会問題となった。いわゆるストレスのはけ口が、人に向かうのである、それも反社会的なやり方で。

そして三つ目は心理化、精神化と表現すべきか。いわゆる精神を病むこと。うつ病や、統合失調症などの精神疾患である。

武井氏の「危機に際して人はさまざまな反応を示す」という表現は、このような内容であると私は解釈している。いわば人間は、どんなに強い人であっても、どんなに弱い人であっても、危機に際してストレスに対処しきれなかった場合は、三つの側面のいずれかまたは複数に反応が出るのである。

このように考えると、武井氏の文章の最後に「精神障害はその反応の1つであり、特殊なものではない」とあることも自然に理解できる。

読者の方もどうか、精神の病を正しく理解してほしい。それは誰にでも起こりうる可能性のある反応なのであり、精神の病だけが特殊なものではないのである。

精神の病はストレスへの反応の一つにすぎない。しかしなぜ、差別や偏見が起こるのか。多くのマスコミは犯罪が起きるたびに、こぞって加害者の精神科への通院歴や入院歴を報道する。なんともこころない姿勢ではないだろうか。仮に私が犯罪者となっても、高血圧で治療中、痛風もちなどとは報道されないはずなのに。責任能力との関係はあるにせよ、まだ容疑者段階でのこのようなマスコミの報道は、精神の病への一定のイメージを社会に印象づける。精神に病をもつ人への差別的まなざしは、人が自らもっているというよりは、社会から植え付けられた側面もあることを否めないと私は考えるのである。

武井氏は、このようにも述べている。

精神障害者への偏見や差別は、人々の無知や無理解に起因するといえるが、それだけではない。人間は自分がなにかわからないものに支配され、コントロールを失い、自己が崩壊していくことを本能的におそれる。（前出『精神看護学［1］精神看護の基礎』）

私には思い当たる節があった。別の業界で働く知人に、「私は精神科病院で働いています」

と伝えたときのことである。

「よくそんなところで働けますね」

なんと失礼な。しかし、続けて知人はこう話した。

「私には耐えられない。人が壊れてゆく姿を見てはいられない」

私は感じた。人間は、自分を含めた人間の異常性を本能的に恐れている。偏見や差別の理由は、人の心の中に確かに存在していたのだ。武井氏のおっしゃる通りである。

こうして、精神に病をもつ人は、社会的な孤独や苦しみを課される。病気の苦しみに加え、偏見や差別が付きまとうのである。精神の病への無知や無理解は結果的に、精神に病をもつ人を知らず知らずのうちに傷付けてしまう。私自身もこれまで、無知や無理解のもと、精神に病をもつ多くの人を傷つけてきたことを反省しなければならない。

2．「わかったようなふり」の弊害

以前の私は、仕事において日課をこなすことだけに集中していた。たとえば入浴日には、数週間入浴していない患者を、半強制的に浴室まで誘導した。なんともこころがない。それに加えて、配膳や配薬のルーチンワーク。そして患者の症状の変化を、表面的に評価する。

どんな仕事にもこまごまとしたお決まりの作業はあるが、看護師の仕事は、これらの業務のみではない。看護師の仕事は看護であり、そのためには、価値観や生活歴・生育歴など、これまで歩んできた患者の物語を理解しておくことが大切だ。それなのに私は、その大切なことをないがしろにしてきた。そんなとき、一人の患者から言葉が放たれた。

「私の何がわかっているの、マッシタさん」

私が20代前半の頃に患者から言われた言葉。その言葉に私は、鈍器で頭を殴られたような気持ちになった。その方のことを、私は何もわかっていなかったのだ。「わかったようなふり」の弊害で、患者たちを苦しめていた。私自身の勝手な思い込みや価値観で、当事者の状況を評価するだけのポンコツロボットであった私。患者の言葉が、私のこころを入れ替えたのである。

看護師は、なんでも「評価」することがクセになりがちだ。それが仕事でもあるのだが、本来の評価はちょっと意味合いが違い、真に妥当性のある科学的な根拠を基に行う必要がある。歴代の教育者・研究者が打ち立てた評価論も参考にしなければならない。評価に、自身の価値観や先入観が介在するのは、正しい評価ではないのである。

人は本来、正しく評価されるべき権利がある。また同時に、人を簡単に評価してはならない。当事者には、当事者にしかわからない生き方や価値観が存在する。背負ってきた物語がある。患者の家族も同様だ。現在の私は、安易に人を評価しない。評価できない。しかし、日々の仕事においては、どうしても評価しなければならない場合がある。他者評価に関しては、慎重に行い、第三者の意見を求める。そして何よりも、患者の思いを汲み取ることを忘れてはならないのだ。今一度、自分を見つめなおし、今している評価や、評価者自身の見方や捉え方が本当に正しいものであるのか、立ち止まって考えたい。

人は他人から認められたい。人として生きている以上は、本能的によい評価を求めるのである。そして、本当によい評価をされたいと思うのは、真の人間性をもつ人からである。私はそう感じている。

少し脱線したのだが、「安易に人を評価しない」という教訓は、患者が私に教えてくれた。精神に病をもつ人たちも、無責任な評価を望んでいない。むしろ「わかったようなふり」の弊害は、患者たちを追い込むことになる。私は、その当時まだ若く、看護師免許証を持っているだけの人間だった。無知であった私は、患者に対し、歪んだ見方や捉え方をしていた。今の私であれば、自分の価値観を押しつける評価はしなかっただろう。人として素直に、謙虚さを忘れることなく、感謝しながら看護をするであろう。そのような看護師として、患者の前に存在したい。

３．健康観と障がい観

人は何をもって、健康といえるのだろうか。何をもって、障害といえるのであろうか。私には、永遠の課題である。

１９４８年に制定されたＷＨＯ（世界保健機関）憲章の前文には、有名な次の一節がある（訳文は、日本ＷＨＯ協会の仮訳を、同協会ウェブサイトより引用）。

健康とは、病気ではないとか、弱っていないということではなく、肉体的にも、精神的にも、そして社会的にも、すべてが満たされた状態（a state of complete physical, mental and social well-being）にあることをいいます。

この憲章に当てはめると、私は健康ではない。すべてが満たされた状態とは、どのような状態を指すのか。そもそもすべてが満たされた状態の人間が、この世界にどのくらい存在するのだろうか。何をもって健康なのかが、わからなくなる。それだけ、むずかしい健康の概念であることは確かだ。

レーナ・マリア・ヴェンデリウスさんをご存じだろうか。１９６８年9月28日、スウェーデン中南部の村ハーボに生まれた女性で、出生時から両腕がなく、左脚が右脚の半分の長さしかないという、原因不明の障がいをもっている方である。

彼女は、その障がいをものともせずに一人暮らしを始める。そしてストックホルム音楽大学現代音楽科に入学。大学卒業後、本格的に音楽活動を開始し、自身の人生を自身の判断で歩きだす。そして、歌手となり世界中を回って歌声を披露し、人々に勇気と感動を与えるのだ。彼女には障がいがあるが、自己実現を果たしているのも確かである。

20年近く前、来日したレーナ・マリアさんは、日本のニュース番組に出演した。当時のレーナ・マリアさんは、確かこのような内容のことを話された記憶がある。

「自分は不便だった、しかし不幸だと思ったことはない」

この言葉は、聞いた人の胸に、どのように響くのであろうか。健常者といわれる人のうち、どれだけの人が、このように言いきれるのか。彼女の言葉は、健康とは何か、障がいをもつこととは何かを考えさせてくれるのである。

レーナ・マリアさんには両腕がなく、左脚が右脚の半分の長さしかない。ＷＨＯの健康の概念から考えると、健康ではない。しかし、レーナ・マリアさんはその障がいをもちながらも、人生を彼女らしく生き、自己実現を果たしている。レーナ・マリアさんは不健康なのか。

私の心に、問いが生じるのである。

健康と障がいを分けるのは非常にむずかしい。私たちは、健康について、障がいをどのように捉えていくのかについて、より深く考えてみる必要がある。そして、健康観や障がい観について問い直し、より人間らしく生きることの価値を見出していく必要があるのではないだろうか。

レーナ・マリアさんは、別の機会に、「神様は、なにか目的があって、わたしをこういう形に造られたのだと思う。その目的が何だったか、これから知らされるのが楽しみ」という意味のことも述べていた。この言葉から私は、人にはそれぞれに与えられた使命が存在するのではないかと感じずにはいられない。その人にしか歩めない道と使命があるのならば、一度きりの人生を、素直さと謙虚さを忘れず、一日一日大切に踏みしめて歩んでいきたいと、私は心に刻むのである。

第3章

こころを病むプロセスと葛藤

1．何かがおかしいと感じるからだ

毎日が、新しい一日だった。今日はどんなことが起こるのだろう。今日はどんな看護ができるだろうか。そう思う日もあれば、所属する男性閉鎖病棟への足取りが重く、鍵を開けるのが億劫な朝もあった。時に、朝からテンションが上がらない日もあるのが人間だ。

私が精神科の看護師になって10年がたとうとしていた。現場にいた看護師の私を、教育の道へと引っ張ってくれたのは、母校の看護学校の恩師トミヤス先生だった。

「教育に興味はない？」

「いや興味がないわけではないですけど、……先生、私の学力では……」

「今から頑張ればいいのよ」

恩師の言葉には逆らえない。半ば強制的に、看護教育の世界に足を踏み入れたのだった。しかし、恩師が声をかけてくれたことは、私にとって大変な意味があった。教育する立場として、看護学生はもちろん、広く言えば社会の多くの人々に「精神障がいをもつ人を正しく理解してほしい」という明確なビジョンが私の中にはあった。私がそのビジョンを形にできるチャンスを、恩師トミヤス先生は与えてくださったのだ。これは、私の天命であったと思う。恩師トミヤス先生には、今の私が存在していることを、毎日のように感謝している。

私は41歳。妻と子2人に恵まれた。30代半ばまでの私の人生は、順風満帆といってよかった。ご先祖様が守ってくれたのだろう。そして、今もなお守ってくれているはずだ。しかし、事のすべてがうまくいっているわけではない。息子が熱性けいれんを起こし、付き添いで救急車に3回乗ったこともあった。妻が顔面神経麻痺の症状らしき変調を訴え、私が早期の観察と判断で脳神経外科を受診させたこともあった。それが功を奏したのだろうか、大事にまでは至らずに済んだ。

仕事も順調であった。元来、バカがつくほど神経質で真面目な私だ。仕事を休んだことはなかった。その昔、39度近くの熱が出ても仕事に行く父の背中を見てきたからだ。子どものため、生活のために働く大黒柱としての存在が、私たちきょうだいの目には焼き付いたのだった。父は、誇り高き立派な男性だ。１６０センチと小柄だが、その背中は誰よりも大きかった。私にもその血が流れているのだ。

「仕事に誇りをもて」

父の言葉に、私はその背中を追った。誇りを忘れず、私は仕事に向き合ってきたのだ。決して多いとは言えない私の給料を、妻は喜んでくれた。お金よりも大事なものは、この世に山ほどある。このまま、順風満帆が続くわけではなく、ライフステージによっては、いくつかの危機も起こるのだろう。それでも、家族や親族、縁のある人とともに、乗り越えながら人生を送るのだろう。私は、そう信じていた。

私の息子は、小学3年から野球を始めた。私自身も、野球に青春を賭けてきた人間だ。センスはないかもしれなくても、息子の野球を見るのが好きだった。レギュラーになれなくてもいい。真に努力することの意味、その成果を体感してほしい。球拾いで過ごしていても、それは、社会に出たときにきっと役に立つのだろう。社会人として、組織人として、真のレギュラーをとってほしい。私は、息子の将来に夢をみていた。

仕事が休みの土曜と日曜は、息子の野球に時間を注いだ。下手くそなりに一生懸命に、白球とはいえなくなるほど使い込まれたボールを追っている息子の姿が、愛おしくて、言葉にならない。ただ見ているだけで満足だった。やがて、練習の努力が形として現れてくる。ほんの少し、素振りのスイングが早くなった。彼なりのバッティングフォームができつつある。そんなとき、私は上達した息子を褒めたたえた。その日のビールは格別だった。

しかし、その野球にかかわる父兄の間では、さまざまな人間関係が生じていた。人間は千差万別。いろいろな価値観をもった人が存在するのだ。私が歩んできた、順風満帆の職場のような温かい人的環境とは違っていた。40年近く生きてきた私だから、そのような人間関係があちこちに存在することは承知していたし、大して気にしてはいなかった。真面目で不器用ながらも、私なりに、当たり障りのない関係を維持しようとしていた。「八方美人」が身についいた私には、その関係性は苦にはならなかった。万が一、踏み込まれそうになっても、相手にしないのが信条だった。

それでも、父兄会の役員を引き受けたあたりから、ストレスを抱えていったのだろうと今になって思う。板挟みの人間関係に、私の身体は次第にストレスによって蝕まれていく結果となった。ただ、当時は、気が付いていなかった。知らず知らずのうちに、私はストレスをため込んでいった。得体の知れない地下室へと、足を踏み入れていたのだ。

とはいえ、私の体験した人間関係による、負のストレスの内容を、ここで書いたところで何の意味も価値もない。いわゆる悪いストレスであるのだから、喜んで割愛したい。

ストレス理論家のハンス・セリエは「ストレスは人生のスパイスだ」と提唱している。有名な格言だ。よいストレスは、人間を成長させてくれる。それは確かだ。すでに実証されている。

しかし、よいストレスであっても、しばしば痛みを伴う。たとえば、看護学生が臨地実習に向かう場合。事前の学習も必要だし、受け持ち患者の看護プランを立てて、看護の実践もしなければならない。実習の記録も必要だ。臨地実習指導者、または教員との関係、そして最も大事な患者との関係。それらは、看護学生にとって大きなストレスとなる場合もある。

しかし、そのストレスによる困難や試練を乗り越えなければならない。看護師の免許を取るうえで、避けては通れない道なのである。ストレスがかかるのは事実だが、このストレスはよいストレスであることが多い。実習では、うまくいかないことも、涙することもあるだろう。痛みを伴いながらそれらを乗り越えてこそ、真の成長ができるのだ。その先に、ワンランクアップした自分の可能性が待っている。

現在、私の息子は中学２年、身体的な成長が著しく、膝や足首を痛がる。確実に背が伸びている。娘は、身長の伸びと共に、胸が痛いと訴えてくる。いわゆる成長期に入っているのだ。息子と娘の身体的な成長には、痛みが伴っている。

よいストレスによる成長にも、身体と同じような成長痛が伴う。成長の証しなのである。やはり人間は、よいストレスの痛みを乗り越えてこそ成長できるのではないか。

一方で、つまらない人間関係は、悪いストレスになりうる。人を陥れるエネルギーをもつ、負のストレスなのである。

そのような人間関係に、私はつきあわされた。休む暇のなかった私は、次第に身体の変調をきたすことになる。当初の症状として、寝つきが悪い。すぐ目がさめる。食欲がない。仕事に集中できない。能率も上がらない。このような感覚だったと記憶している。そして、人間関係の板挟みによるストレスが続くうち、いつの間にか体重は数キロ減っていた。後で気づいたときには遅かったのである。

2週間くらいだっただろうか、その症状は続いた。いつもと違う体の変調に、私は違和感を覚えた。胃のあたりが不快で、痛みを感じるのだ。心配した私の妻は、病院受診を勧めた。ちょうど私も、心配になり胃の検査を受けようと感じていた。妻が私の背中を押してくれた。

胃内視鏡検査、いわゆる胃カメラである。私は思春期・青年期に胃を痛めることが多かった。恋愛に夢中だったからだろうか。多感な思春期を過ごしてきたのだろう。そしてストレスに弱かったのである。胃カメラもこれまで両手に余るほど経験してきた。十二指腸潰瘍にもなったことがあり、胃部にピロリ菌が存在していて除菌したこともある。今回の検査を受ける理由も、これまでに経験してきた同じような胃部不快感、痛みである。診察を受けても同じような診断だろうと、私は高を括っていた。

胃内視鏡検査では、前日からの絶飲食が検査の条件だ。胃の中を空っぽにして検査をするのだから当然だ。私は指示された通り、前日の21時以降、絶食を守った。飲水は少量であれば可ということで、少量の水分をとった。

検査当日、職場を休み病院を受診した。これまでに何度も受けた胃カメラなので、それほど抵抗もなかった。そして、胃炎か何かで薬をもらって帰るのだろうと予測していた。検査前に鎮静剤を使用したことまでは覚えている。その鎮静剤から目が覚めて、診察結果を医師から伝えられた。

「検査はできませんでした」

「えっ……なぜですか」

「これを見てください」

内科医は私の胃の画像を指さしていた。空っぽのはずの胃の中は、食物残渣でいっぱいだった。医師は話を続けた。

「胃が動いていないのです。緊張状態にあります」

医師は、丁寧な説明をしてくれたのだろうが、私の記憶はあまり定かではない。「胃が動いていない」「緊張状態」という言葉しか耳に残らなかった。最後に医師は、私にこう伝えた。

「念のために、心療内科を紹介します」

その時の私には、そう言われる理由もよくわからなかったのである。

手元にある精神看護学のテキストには、こう書かれている。

世界的に見ても精神障害をもつ人の多くがまず受診するのは精神科ではなくて、内科や外科などの一般診療科である。日本でも、うつ症状をもつ当事者がはじめて受診した診療科で最も多いのは内科で、65％近くに上っている。（前出『精神看護学［1］精神看護の基礎』）

私の場合も、精神看護学専任教員としてその知識はもっていた。しかし、現実を目の前にしたとき、私はそのことに気がつかなかったのである。

胃内視鏡検査の話に戻る。人間の体には、自律神経というものが存在する。意識しなくても呼吸をしたり、食べたものを消化するため胃を動かしたり、体温を維持するため汗をかいたりするのは、自律神経の働きである。自律神経は二つに分類され、起きているときや緊張しているときに働く神経を交感神経、寝ているときやリラックスしているときに働く神経を副交感神経という。この二つは、一つの器官に対して互いに相反する働きをしてバランスをとっている。

私の胃が動いていないのは、緊張状態で働く交感神経が常に優位であったからだ。身体は嘘をつかない。検査の前、眠れず、食欲も出ない、憂うつな日々が続いていたことを思い出した。

先にも述べたとおり、私は、非常に真面目である。この性格は、意外に厄介だ。人としての責任感は強いほう——いや、歪んだ責任感だ。そして人にも優しいほう——いや、本物の優しさは兼ね備えていない、表面的な優しさだけだ。そして、何といっても、「ノー」と言えない。しかし、それが私自身であり、これまで培ってきた私の人生である。それを変えようとしても、非常に困難であることは確かだった。

人間関係で悩んだときも、頑張っている息子の笑顔を見て、私も頑張らなければと私の中の私が命じた。妻には、悪いストレスについて報告したものの、嫌な思いや余計な心配はさせたくないので、本気で悩んでいるような素振りは見せなかった。いや見せたくなかったというのが本当のところだ。黙っているほうが男らしいという誤った考えや、歪んだ考えが私の心を覆いつくしていたのだ。ノーと言えない「Ｔｈｅイエスマン」の私は内心、苦しんでいた。

もしも、こんな人間が近くにいたら、声をかけてみてもらえないだろうか。その頃の私は、助けを求めることも、自分の置かれた状況を判断することもできないほどになっていた。自分を犠牲にしてでも我慢するということの弊害を知らない私は、行き先のわからない暗闇の地下へと、さらに足を進めてしまったのだった。

やむなく私は、医師に言われた通り心療内科を受診したが、本音では非常に抵抗があった。それは、私自身が精神科の看護師であり、精神看護を教える立場であるからだ。

それでも、心療内科へ向かうエレベーターは、ゆっくりと上へ動き出した。

今でこそ、精神を病むことへの理解は進み、以前に比べれば、先入観や偏見も少し和らいだかに見える。私の受診した心療内科も、多くの人で溢れていた。児童や生徒に付き添う親。サラリーマンや若い女性、高齢の方もいる。そんななか私は、どこかに隠れたいような気分に襲われていた。看護教員として精神看護学を教えてきた私が、偏見や先入観をもって待合室の人々を見つめ、人から見られることを避けたのだ。

未知の領域に足を踏み入れたときの感覚を表現するのは難しい。心療内科の待合室で待つ時間は、途方もなく長く感じた。ポケットから無造作に取り出したスマートフォンのゲームにさえ、まったく面白みを感じない。以前は時間を忘れてのめり込んだゲームだったのに。今の私には、表現しがたい不安が嵐のように押し寄せてくる。涙が溢れそうになるのを必死でこらえた。「負けない。私は病気ではないのだから。一時的にストレスフルな状態にあるだけなのだから。すぐに治る」。自分で自分を励ました。

約30分後、看護師から名前を呼ばれた。私は不安を悟られないように、凛として立ち上がり、問診、そして簡易のペーパーテストを受けた。こんな紙切れで、一体何がわかるというのか。疑問に感じたが、今のありのままを書いた。そして、精神科医の診察室へと誘導された。そこには、精神科医一人と、私。その空間も、なんとも表現しがたい殺伐とした雰囲気であった。精神科医が口を開いた。

「気力が底をついていますね」

言葉が出なかった。人間関係のストレスに悩み、そのことで眠れない日が続き、食欲もなく体重も減っている。心身ともに衰弱していることを、私は内心、わかっていた。集中力が低下し、物事を判断できる状態でもない。気力や意欲はすでになかったのだ。精神科医は続けた。

「このままいくと潰れてしまいます。治療をしましょう」

「潰れてしまう？」

状況が、わかるようでよくわからなかった。人が潰れるとはどのような意味だろうか。

「先生、私はどのような状況にあるのですか？」

居心地の悪い沈黙のあと、精神科医は口を開いた。

「エネルギーが底をついているのです。検査の結果からみてもわかります」

精神科医のモンブランの万年筆は、簡易テストの結果のグラフを示していた。

「うつ病です」

そんな。まさか。私は信じることができなかった。信じたくなかった。動揺を隠しきれない。頭の中が真っ白に、いや、無になった。精神科医の言葉は、一瞬にして私の心に重く突き刺さった。そして不思議なことに、うつ病と信じたくない感情と、診断がついたことでホッとする感情の両方が、同時にわいてきた。なんとも表現しがたい複雑な状態であった。いわば、アンビバレンス、つまり一つの物事に対して相反する感情が同時に二つ存在していたのだ。

精神科医は続けた。

「三本柱で治療をしましょう」

精神科医は治療方針を丁寧に説明してくれた。私は同意するほか選択肢はなかった。自分で何かを判断できる状態ではないのだった。

「一つ目は、お薬を飲んでもらうことです。憂うつな気持ちや落ち込んでいる気分を和らげるお薬です」

心の中の声。（薬は飲みたくないです。本当に必要なのですか）

「そして二つ目、仕事を休んで回復するのを待ちましょう。今のマツシタさんには、休息が必要です。嵐のときは外に出ないで家にいることが一番です」

（仕事を休めば給料をもらえません。それをわかって言っているのですか）

「三つ目は、臨床心理士との面談です。マツシタさんのお気持ちをお話ししましょう。マツシタさんの考え方を見つめなおしてみるのも、治療なのです」

（考え方を見つめなおすことは本当にできるのですか、これまでの価値観や生き方までも変えることなんて本当にできるのでしょうか）

言葉に出せない感情を胸にした私。インフォームドコンセント（医療者による治療方針の説明と患者の同意）とは程遠い、感情がたかぶりムシャクシャした記憶がよみがえる。医者の言うことは絶対なのか。それでも、イエスマンの私は、葛藤を隠して重い口を開いたのだった。

「わかりました。お願いします」

そして治療が始まった。私が看護師として働いていた時代の抗うつ薬といえば、三環系や四環系といわれる薬剤だと習ってきた。しかしそこから、抗うつ薬は劇的な進化を遂げていた。うつに対する効果は高まり、しかも副作用は少ない。現在、うつ病の第一選択薬として、ＳＳＲＩ（選択的セロトニン再取り込み阻害薬）と呼ばれるものがある。その開発の歴史と、現在にいたる経緯を調べてみたが、精神科医の情熱をかけた研究と、製薬会社の地道な研究の賜物だと感じた。

私は、そのＳＳＲＩと睡眠薬を処方された。向精神薬（抗精神病薬、抗うつ薬、抗不安薬、睡眠導入薬、抗てんかん薬などの総称）を初めて服用することになり、私は内心、自分がこれからどうなるのか、不安にならずにはいられなかった。

診察の後、会計を見て愕然とした。２週間分の薬代だけで数千円を超えるのだ。診察代も含めると５０００円以上。いや、４週間の薬代を入れれば、軽く1万円まで行きそうになる。

これからどうなっていくのだろうか。

ただし、現在は自立支援医療（精神通院医療）により、医療費の自己負担額が3割から1割に軽減されるような制度も確立されている。診断書などの書類や役所での手続きは必要だが、病院などで確認してみてほしい。

それにしてもなぜ、こんなに薬が高いのか。それは新薬、いわゆる先発医薬品として価格設定されているからだ。日本で認可された新薬は、一定期間（薬品により異なるが、平均して、発売後約10年）は開発した製薬会社が特許権を与えられる。つまりその期間に販売されているときには、会社が投資した開発費などが薬の価格に反映される。そうなると1錠100円台、高いもので200円を超える場合も出てくるのだ。ジェネリック医薬品とは、その特許期間などが過ぎたあと、他の製薬会社が同様の成分効能で発売している薬のことである。開発費がかかっていないから、薬価も先発品より低くなる。

私は、自分が薬で治るのか半信半疑ではあったが、その高価な薬に賭けることにした。

そして、職場の上司への相談について考えた。精神科医に言われた、「仕事を休み休養をとる」という件だ。自身の病気を告白すべきだろうか。なにせ、責任感だけはバカに強い私だ。これまで仕事を休むことは考えられなかった。今も仕事は残っている。仕事ができて当たり前であるという思い込みが抜けない。うつ病を気力で乗り越えようとも考えた。精神科の看護師で、うつ病のことも少なからず知識はあったのに、自分自身が当事者になると話は別なのである。しかし同時に、精神科医の話した「このままいくと潰れてしまいます」という言葉も脳裏をよぎる。潰れたくない私がいた。

潰れるとはどういうことなのか。仕事ができなくなるということなのか。生活ができなくなるということなのか。人生は、これで終わってしまうのか。想像ができなかった。すでに、自分自身で判断や決断のできる精神状態ではなかったのだ。私は、その日を生き延び、仕事をすることで精いっぱいだった。

そういえば、思い当たる節があった。上司から、最近体調はよいのかと心配されていたのだ。周りの同僚や上司は、私の活気のなさや、生気のない表情に薄々気が付いていたらしい。そのことは後で知ったのだが、私自身は自分の変化に気が付いていなかった。「しんどいです」と素直に言葉にできれば、どれだけよかっただろう。今となってはそう思うのだが、当時の私にはできなかった。私は、病気に気付かないまま「大丈夫です」と返事をしていたのだ。私の心身は悲鳴を上げているのにもかかわらず、頭では認識できずにいたのである。

勘のよい看護学生にも、よく「大丈夫ですか」と尋ねられた。痩せこけた私の顔や身体は、明らかに以前と違っていたのだろう。そのことに気づいて心配してくれる心優しい看護学生に、それでも私は「大丈夫です」と答えて笑っていた。笑うのは、一時的な返答のときのみ。

それ以外のときの私の表情といったら、まさに生気のない様子だったのだろう。私はそのことにも気づいていない。もともとは表情に出やすいタイプの人間であると自覚していたはずなのだが……。

2.「あなたは病気ではない」

あれこれ考えても自分では判断できなかった。そこで私は、精神科医に言われた通り、休職して治療に専念しようと決意した。まず、私は上司に時間を作ってもらい、自身の病気を話すことにした。

「先日、心療内科を受診いたしまして……」

うまく言葉が続かず、私はうつむいた。これまでの私の、明らかに病的な状況を察していた上司、マリコ先生は温かった。

「つらかったですね。ここまでよく頑張ってきました」

私は、孤独から解放されたような感覚になった。緊張が自然と解けていくのを、からだとこころが感じていた。不思議と言葉が出てきた。

「実は、うつ病と診断されました」

素直になれず、仕事を休むことに抵抗のあった私。そのかたくなな考え方が、一時的に解放されたようだった。

「もう一人で抱え込んだりしないでくださいね。安静が一番です。焦らなくても大丈夫。いつものマツシタさんに戻ってくれることを私は待っています」

温かい言葉に、どれほど救われたことか。上司は休職の手続きや、休職中の傷病手当金の制度についても説明してくれた。その言葉や、気持ちの温かさを、一生忘れることはないだろう。

私自身、すんなりとは受け止められなかったが、うつ病の患者は近年増加しており、およそ73万人にのぼるとされている（厚生労働省「患者調査」、平成26年）。

メンタルヘルスの問題は、社会経済にも深刻な影響を及ぼす。とくにうつ病は２０３０年には世界の疾病負荷の第1位になるとみられ、先進諸国においてはＧＤＰ（国内総生産）を25％損失させると予測されており、国家的に最優先して取り組まなくてはならない疾患群とされている。（前出『精神看護学［1］精神看護の基礎』）

私は当初、自身のうつ病を、気力で乗り越えようと考えていた。しかし、うつ病は気持ちの問題ではないということを、当事者になってあらためて実感することになった。うつ病は気力で解決できるものではなく、やはり治療が必要な疾患なのだ。

職場のうつ病に対する理解や、上司と同僚の温かな見守りは、大きな支えになった。当時の私は幸せだったと、今になって思う。職場の理解を得て、退職はせず、休職して自宅療養をすることになった。休養するのは悪いことではないと、自分自身に言い聞かせても、やはりどこかで後ろめたさが残る。しかし、今、しなければならないことは「休養」なのである。

私の妻は、当時、休職中の私を一番に支えてくれた。彼女はパートで保育士をして生活を助けてくれた。家事に仕事に育児。どんなに大変だっただろうと思う。

彼女は精神科の作業療法の助手として働いていた経験をもつ。少なからず当事者（患者）を見てきたから、多少のイメージや理解はある。私のうつ病も当然、理解してくれると私は信じていた。しかし、現実はそうではなかった。彼女の目に映る、精神科病院に入院する患者は重症者が多かった。うつ病の患者の重症例も見てきた彼女は、私に言った。

「あなたは病気ではない」

彼女の経験から考えれば、私のように、一見、普通に見える人間をうつ病だとは思えないと言うのだ。

精神障害には、血液の検査値のような、数値で示される病気の指標がない。究極的には、精神科医によって精神障害の診断が分かれる可能性もゼロではない。現代では、国際疾病分類という、疾患に対する国際的な指標が確立されている。しかし、こころの病の本質を見極めることは難しいのである。

彼女の言葉に私は傷ついた。しかし、決して彼女が悪いのではない。それは、私自身もよくわかっている。彼女が夫をうつ病と認めたくない気持ちもわかる。彼女が抱いている、いわゆる重症のうつ病患者のイメージも、察することはできた。当事者となって苦しいのは私自身だが、当事者と同じく家族も痛みを覚えること、そして、当事者にも家族にも、うつ病と認めたくない葛藤があることを、私は気づかされたのである。

彼女とは、何度となくぶつかった。それは、仕方のないことだった。うつ病を正しく理解することは、看護師の私でさえ難しかったからだ。当事者である私の姿は、彼女の目には怠け者に映ったかもしれない。しかしそれ自体は仕方がない。本人でさえ、怠けているのではという自責の念があったのは確かなのだから。

うつ病になると、患者は目に見えて、意欲や活気を失う。人により、症状は様々なのだが、好き好んでこのような状況になっているのではない。動く気力さえなくすほど苦しんでいる患者も存在する。

私は必死の思いで、「うつ病のことを勉強してほしい」と彼女に伝えた。彼女だけでなく、私自身も勉強する必要があった。心療内科に置いてあるうつ病のリーフレットを数冊集めて、彼女に手渡した。読んでほしい。私の病を理解してほしい。その思いだけだった。しかし、そう簡単ではなかった。彼女の中では、私はやはり病気ではないのである。

彼女には、生活面においても迷惑をかけた。うつ病の治療の基本は休養であるし、動く気力すら低下しているので、その様子だけを見ると、怠けているかのようにも見える。私が家でぐうたらしているように見えると、妻はイラッとするらしい。それに私も反応してイラッとする。感情はお互いに伝染し、負の感情を生み出すのである。そんなやり取りが3か月ほど続いただろうか。しかし、彼女は私を見捨てることはなく、時には理解も示してくれた。ただし、言葉にするのはやはり、

「あなたは病気ではない」

そのひと言だった。

そのような家族関係と同時進行で、私は2週間に1回、心療内科を受診した。抗うつ薬の効果は、すぐには現れない。そのことは、精神科の看護師の知識として知っており、2～3週間、SSRIという種類の抗うつ薬を服用した。抗うつ薬の副作用である体のだるさ、吐き気、頭痛を我慢しながら、そろそろ効果が出てもよいだろうと期待した。しかし、どうも

効果を実感できないのだ。高価な薬を飲んでいるのに、不安や緊張、焦りがひどくなっているように感じた。とてもつらかった。意欲も食欲も低下、楽しみも感じない。家に一人でいることが想像以上に苦痛だったが、外出できないほどの活動意欲の低下に、さらに落ち込む。先ほどから低下、低下と書いているが、低下した状態、低下していく過程を体験することは、苦痛以外の何ものでもなかった。

休職中には、現役で働いていた頃のことをよく思い出した。うつ病の患者に無理をさせ、日課を促していた私。統合失調症の陰性症状で意欲が低下し、一日中床に臥せている患者に、治療やリハビリのためと考え、半強制的に起き上がり活動することを促していた私。

すべてが間違っていたわけではないと思うのだが、当事者の立場から考えると、状況によっては動けない、意欲がわかないことがある。それがわかっていたら、もう少しましな看護ができただろう。患者の状態を察した上で、看護の業界でいうアセスメント（患者が抱える問題点や優先度を判断し、看護ケアの目的や進め方を明確にすること）を行い、活動を促す方法を考えて看護を行うべきだったと、深く反省した。

私がうつ病と診断されて半年以上経過した頃、家族の心理に変化があった。妻がその頃になって、ようやく口にした言葉がある。

「あなたは、メランコリー型ね」

正確にいうと「メランコリー親和型性格」のことだ。主に発病前の、うつ病になりやすい傾向があると考えられる性格を指す言葉だ。「メランコリー親和型性格」とは、几帳面で、何ごとにおいても完全主義。また責任感が強く、他者への配慮が行き届いているといわれる。

私にも思い当たる節があった。完全主義とまではいえないが、それに近い性格ではある。そして責任感の強さ。

この「メランコリー親和型性格」を提唱したのは、ドイツの精神医学者テレンバッハという人物だ。日本では特に、うつ病の病前性格として知られている。

妻は確かに「メランコリー型ね」と話した。彼女が私の病気を受け止めてくれた瞬間だった。彼女は彼女なりに、うつ病について調べたのだろう。患者が病気を受け入れるプロセスがあるように、患者の家族にも、その病気を受け入れるまでに、時間と労力のかかる受容のプロセスが存在するのである。「あなたは病気ではない」という最初の彼女の言葉は、彼女自身と私を守ろうとした防衛反応の一つだったのかもしれない。患者の家族がうつ病を受け入れて認めるまでには必要な時間があることを、私は今あらためて実感している。

病気と真剣に向き合うことが回復への近道となることは、多くの人々がわかっているのではないだろうか。しかし、精神の病、こころの病気にはどうしても先入観があったり正しく理解されていなかったりするのが、日本の現状でもある。患者にもその家族にも、こころの病気を受容する過程は不可欠なのだが、自分が当事者になってみると、道は険しかった。

どんな病気でも、その病気を受け止め、向き合うことには大きな意義がある。それは、その病気になった意味を見出すことでもある。ある人にとっては、前向きに考え、病気と闘うこと。別の人にとっては、病気と共に生きること。また別の人にとっては、病気になって、より自分らしい生き方を選びなおし、人間的に強くなること。

うつ病の急性期や治療専念期には、こんなことを考えられる精神状態ではなかった。これらのことは、私がうつ病の回復期から社会復帰にかけて、いろいろな人との出会いから学び考え、支えられて行きついた心境である。

私自身が病気との向き合い方を手さぐりしはじめた頃、妻の私への見方は、明らかに変わった。彼女はこころの手を差し伸べてくれたのである。そのことが、私を光の方へと導いてくれた。

一日中、何をすることもなく過ごしている私に、彼女は話しかける。

「調子はどう?」

私が大丈夫な状況でないとわかっている彼女は、あえて「大丈夫?」と聞くことはしなかった。私がうつ病の苦しみや不安に耐えられそうにないときも、彼女は側にいて、話を聴こうとしてくれた。

朝は決まって、私の寝室のカーテンを開ける。うつ病の人が日光を浴びることは大切だと知っているかのように、颯爽とカーテンを開け、窓を開け、風を入れる。私にとってはナイチンゲールのようでさえあった。

私が食べるか食べないかわからない昼食を、さりげなく用意して、彼女は職場に向かう。そして、生活に余裕がないときも、決して私を責めることはなかった。

「今まで頑張ってきたのだから、長い人生、たまにはゆっくり休んで。また働けるようになったら私の洋服を買ってね」

彼女は洋服が大好きなのだ。洋服すら買ってあげられない自分が情けないが、彼女が言いたいのは洋服のことではなく、共通の希望をもとうということだと私は受け取った。彼女には感謝してもしきれない。病気がよくなったら、素直に「ありがとう」と言うつもりでいる。

3. リアルに感じる副作用

私のうつ病の治療過程にもどる。

抗うつ薬を飲み始めて間もない頃、副作用に苦しめられた。言葉で表現しようもないことが、脳内で起きているのだ。どのように表現したとしても正確には伝えきれない気もするが、あえて表現するならば「頭の中が騒がしい」とでもいおうか。頭が騒がしいというと、一般的には幻覚といわれる知覚の障害や、妄想といわれる思考の障害が考えられるが、それらとは異なっていた。

頭の、というよりは「脳の騒がしさ」という方が近いかもしれない。「常に」と表現できるほど頻発する、脳の中のざわめきに苦しめられた。抗うつ薬を服用し始めた当初は、ほぼ毎日続いたと記憶している。ただ、これは私個人の体感であり、抗うつ薬を服用しているすべての人に現れるものではない。

うつ病は、脳の働きになんらかの問題が起きて発症すると考えられている。しかし、現代の医学では、うつ病が発症する仕組みをすべて説明できるわけではなく、また複数の説も存在する。

ここでは「モノアミン仮説」について述べる。

脳の中には、情報を伝達するためにさまざまな神経伝達物質が働いている。その神経伝達物質のうち、セロトニンは緊張や焦燥感に影響するとされ、ノルアドレナリンは意欲の低下や興味の消失に、ドーパミンは楽しみや喜びの感情にかかわりがある。

「モノアミン」とは、これらセロトニン、ノルアドレナリン、ドーパミン、ヒスタミンなど神経伝達物質の総称であり、「モノアミン仮説」は、このモノアミンが減ることによってうつ病が引き起こされるという説である。

私は前述したとおりＳＳＲＩ（選択的セロトニン再取り込み阻害薬）と呼ばれる治療薬を服用していた。モノアミンのなかでも特にセロトニンを増やそうとする働きをもつ薬である。

そのせいなのか、私の頭の中で、情報を伝達するための神経伝達物質の動きをリアルに感じる気がするのである。「脳が騒がしい」のはこれだった。頭が「ズキンズキン」と痛むように、私の頭の中の神経伝達物質の行き来が「シャンシャン」とリアルに感じられるのである。


歩いているときも、起き上がったときも、そして寝ているときも、常に「シャンシャン」。それは当初、私にとって不快だった。これも我慢しなければならないのか。私の葛藤は続いたが、やがて「シャンシャン」は弱っていった。慣れのおかげもあるのか、次第に不快さも消えていった。

治療薬そのものについては、私は効果を実感することができずにいた。1か月あまりたつと精神科医が、次の治療段階に進むと告げた。いわゆる抗うつ薬を変えてみたり、調整したりするのである。ＳＳＲＩやＳＮＲＩなどいくつかの抗うつ薬を試したが、劇的に改善した実感はなく、絶望したことも一度ではなかった。

うつ病全体の20％程度が難治性といわれている。ただし、ある精神科医の見解では、難治性うつ病の判断は統一されていないという。２種類の抗うつ薬を各４～６週間使用しても改善しない場合には、難治性うつ病の可能性を考慮し、診断を再検討するケースもあるそうだ。私は、抗うつ薬の効果を実感できない状態だったのだから、難治性うつ病だったのだろうか。当時の主治医が提案したのは、他の抗うつ薬への切り替えであった。第１選択薬の効果がないため、古い薬ではあるが効果の強い三環系抗うつ薬を処方したのだ。しかし、三環系抗うつ薬は効果が強い反面、ＳＳＲＩやＳＮＲＩよりも副作用が強いと聞いていたため、服用には不安があった。そのほかに、複数の薬を併用したりもした。うつ病の治療過程では、とても忍耐を要するのだ。どうか私に合う抗うつ薬を与えてくださいと、神様にお願いをしたこともある。

そんな日々が続くうち、劇的な効果を感じないまでも、落ち着いて過ごす時間が増えていったように思う。目に見える改善を求めていた私の考えが、焦りすぎていたのかもしれない。落ち着いて過ごす日々が徐々に増えたことが、実は抗うつ薬の効果だったのだ。少しよくなってきた自分を実感できたのは、うつ病と診断されて半年以上を経過した頃であろうか。リアルな「シャンシャン」は時々現れるのだが、先にも述べたように、慣れてきた。逆にリアルな「シャンシャン」が久々に出現したときには、こころの中で「久しぶり」と呟いたほどであった。

うつ病では、日内変動といって、一日の中での気分の浮き沈みが特徴的だ。一般的には午前中に気分が落ち込み、夕方になるにつれて気分が幾分よくなることが多い。私の場合も、ほぼ同じような日内変動があった。私なりの実感を言葉にすると、朝方がしんどくてきつい。夕方になると比較的ましである。この日内変動は、教科書に書いてあることを身をもって知った体験でもあった。

少しはよくなってきたと感じてはいたものの、症状がほぼなくなるということはなかった。多くの場合は4〜9か月で症状がほぼなくなるともいわれるが、私は依然、気分が重苦しかった。ちょっとしたことで不安になる。本を読んでも頭に入らない。気がすすまない。やる気が出ない。ネガティブな感情のほうがまだまだ優勢ではあった。

4. 三つの教訓

うつ病になって半年以上が経過した。私のうつ病は急性期を過ぎて継続期に入ったといえそうだった。症状は相変わらずよくなったり悪くなったりを繰り返していた。私に合う薬はまだ見つからなかった。いや、完全に合う薬は存在しないこともあるだろう。しかし、少しずつよくなっているのは確かだった、治療には、薬だけでなく休養と精神療法がある。薬だけではなく他の治療法にも期待していた。

主治医の精神科医は、丁寧に接してくれた。本当に話をよく聴いてくれる精神科医だ。診察には時間をかけ、事細かく助言をしてくれた。私だけでなく、常に平等に、患者一人ひとりの人生を考えてくれていた。

その主治医の先生からいただいた言葉は、今もなお私の胸の中に生きている。

①仕事はイージーに引き受けない。

②人に回せるものは回す。

③自分の責任だと考えない。

精神科医は、患者の思いを汲み取るプロである。これらの言葉は、生真面目な私にはとても響いた。しかし、言葉では理解していても、そのとおりに行動するのは実はたいへん難しいことでもあった。

一つ目の「仕事はイージーに引き受けない」であるが、簡単なようで実は非常に難しい。職場の人間関係を維持していくためにも必要なことだと思い込んでいた、私のような「ＴｈｅイエスマンＪ」は、「仕事をイージーに引き受けないこと」を受け入れるのに、まず時間を要した。だいぶ回復した今でさえ、簡単に引き受けてしまう傾向は変わらない。割り切って、仕事をイージーに引き受けないということは、40歳近くになって生き方を変えるくらい、実は難しいのだ。

しかし、この言葉には、もう一つ意味がある。「イージーに」という点だ。「簡単に」引き受けないことに、意味があるのだ。

そして私の行き着いた先は、自分のうつ病を包み隠さず話し、同僚に理解してもらうことであった。そうすることで、困難な仕事は任されず、これまで経験してきたものより簡単な仕事を任される。その分、給与に差がつくのだが、逆に同じ給料をもらうのなら同じ仕事をする必要がある。それが難しかったので、私は私のやれる範囲で、仕事に責任をもとうと考えた。

引き受けられないという事実を伝えるのも、私にとっては意味があった。無力感の受容である。自分が無力であり、できないということをしっかりと認識する、よい機会となった。

二つ目の「人に回せるものは回す」、このことも意外に難しい。いわゆる丸投げをしたことのない私には、とてもできないことに思えた。しかし、職場に自身の病気を伝え、職場環境を整えることで、このことも可能になる。私の体調や状況に合わせ、できないもの、できそうにないものは、同僚に相談やお願いをするのである。

ただ、断られることもしばしばある。社会は実に厳しい。シビアな世界だ。いろいろな人間がいる。それはあなたの仕事です、と言わんばかりに門前払いされることもあり、弱っているところへさらにショックを受けたこともある。甘えるつもりでお願いしたわけではない。しかし、人の見方によっては、「甘えている」「仕事をしない」「できない」と評価される。

私の目標は、どんなに仕事ができなくても、どんな評価をされようとも、なんとか働き続けることである。いつかうつ病がよくなって、仕事ができるようになれば、また以前のように働けるだろうと考え、焦らないようにしている。

三つ目、「自分の責任だと考えない」というのは、責任感の強かった私には強く響いた。自分が責任をとることが当たり前になり、それ自体が美しいと思い込んでいたが、頭を洗濯され、考え方をリセットしてもらったのである。

以上三つの教訓を胸に、今は無理をしないように過ごしている。これらの教訓を実践したら、意外に楽に生きられるもので、私はいかに自分で自分を追い込んでいたのか、よくわかった。これもまた、無力感を客観的に見るきっかけとなった。

ここまで、私自身のうつ病の経緯を描いてきた。少しずつよくなっているかのような感触を得ていたのだが、実はまだ、入り口に過ぎなかった。私は行き先の知れない暗闇に向かって、歩きだしていた。その先にはさらに過酷な世界が待っていたのである。

第4章

うつ病の苦しみの果てに

1.「休職イコール休養」ではない

私がうつ病の療養のために休職した期間は、8か月を超えていた。それでもまだ、うつ病の苦しみは残っていた。「苦しめられていた」とも表現できる。どうしてもやる気が起きず、すべてが億劫だった。初期の頃からすると、少しはよくなっていると実感することもあった。しかし、日によってその気分は変わるのである。調子がよい日もあれば、悪い日もある。どちらが本当の病状なのか、判断が難しい。

そのような中で、職場から告げられたことがあった。有給休暇も使い果たし、欠勤扱いになっていた休職期間。その期限が迫っていたのである。休職期間は企業によっても違いがあるが、私の場合、6月あたりから休職し、翌年の3月までが休職可能な期間であった。それ以上休むと、事実上の解雇となる。規則は時に無情だ。完全に復調していない私には、規則とはいえ受け入れがたい現実だった。

当時、私は看護師養成所の専任教員をしていたが、休職を経て、教員として復帰できる自信はすでになかった。理由は、学生の教育に責任をもてないと考えたからだ。そんな教員はもう必要とされないと、私は考えていた。

薬物治療も、休養も、精神療法も、確かに受けてきたのに、この状態では仕方がない。誰が悪いわけでもなく、誰を責めることもできない。ただ、家族の生活に影響があるのは明らかだ。ぶつけようのない怒りと不安が、私の生きる世界をよりいっそう暗くさせた。マイナス思考はさらに加速した。自分自身を責めるほかなかった。

仕事を辞めるべきか。無理を承知で働くか。選択肢は二つに限られている。一家の大黒柱でありたい私が、いつまでもこの調子であれば、生活への影響もある。悩んだ末に私が選んだのは、臨床、つまり看護の現場への復帰だった。

私が当時所属していた組織は、多くの施設を持っていた。私は復調もしていないのに、いずれかの施設で無理にでも働こうと決断をしたのだ。これは、誤った判断であったことは確かだ。しかし、仕事を辞めるという選択肢は、私にはないも同然だった。「休職期間の満了後、復職できなければ解雇」と迫られれば、復職せざるをえなかった。

私は、できるだけ無理のない環境で働ける場所を探し求めた。その頃、同じ組織の元上司から、ある施設での臨床の医療現場の話をもち出された。役職付であり、教育担当という肩書もあるという。仕事の内容には興味があるし、何より、私が看護師人生をスタートしたのがその施設だった。私は、恩返しも含めてその仕事を承諾して、新しい職場に向かう決断をした。

家族とは離れての単身赴任である。職場近くの山や海など自然に恵まれた環境が、ストレスを軽減してくれるのではないか。そのような期待を私は抱いていた。そして新しい仕事と生活が始まった。とはいえ、8か月ほど休んでいた私だ。仕事も生活も不安だらけだった。まず、仕事ができるのかどうか。そして、家事をしたことのない私が、独りで生活していけるのか。なんとかなるだろうという楽観的な希望と、復調しておらず無理を重ねている現実がせめぎ合う。

新しい職場で仕事を始めるにあたって、再びお世話になる上司には、自分の病気を告白した。それは何より、働きやすい環境をみずから作るためだ。上司もそのことに理解を示してくれた。そして、私のこれまでの経験を認めてくれた。こんな私でもまだ救ってくれる上司がいるのだと、感謝の気持ちでいっぱいになり、深々と頭を下げたことを記憶している。上司には、

「無理はしなくていい。やれることをやってもらえればいい。そして、教育担当としての仕事に期待している」

そう声をかけられたのだが、私はまたしても、責任という重圧を、自分自身に課してしまった。自分を追い込んではいけないと、頭の中ではわかっているはずなのに、結局のところは自分を追い込んで奮い立たせる以外なかった。

新たな生活は、目標の1か月を超えた。なんとか働けた。月に2回ほど休んだが、働けたのだ。有給休暇は使い果たしていたので、休んだ場合は欠勤となり、給料にも影響した。それでも、働けたという事実が何よりも嬉しかった。「このまま行ければ」と自分に言い聞かせた。

新しい職場で出迎えてくれた人々は、こんな私を歓迎してくれた。食事会にもよく誘ってくれたし、何かと親切にしてくれた。うまくいくかもしれない。私は内心、このまま病気が治ってくれればと期待した。そして4月から11月までの間、私は時に仕事を休みながらも、無理をして仕事をした。しかし、やはり無理を押してするのはよくない。8か月も休んだ代償は大きかった。

ここで休むことについて、自身の体験から考えを述べたい。私は前の職場で8か月休んだと述べた。しかし、実は休めていなかった。休職してはいたのだが、本当の休息、休養はとれていなかったのだ。その8か月間で、うつ病になるに至った人間関係を取り払うことができていなかった。頭の中には常にその人間関係やトラウマが残っており、完全に切り離すことができなかったのである。

当事者とその家族の方に私が伝えたいのは、休む際には、病気の要因やストレスとなる環境を完全に排除してほしいということだ。環境とは、物理的な環境も人的な環境もすべてである。そして、安全基地のようにストレスのない環境下で休むことが、何より大切だ。「縁を切る」という表現はあまり響きがよくないが、ストレスや危機などで傷ついたのであれば、人的環境的なものも含めて完全に排除することをめざしたい。それが、当事者として行き着いた結論である。

しかし、自分の力ではどうすることもできない場合もある。そのときには、家族や親族、知人や友人、誰でもよい。理解を示してくれる、こころある人の助けを借りなければならない。そこまでしてでも、休むべきなのだ。私は環境的にそれができなかった。その結果、私のうつ病は治りが悪く、時間がかかることになってしまった。

４月から11月まで働いた私。無理をしてでも、自分のため、そして家族のために働いた。しかし10月に入った頃から、自分でもわかるほどに、元気がなくなっていく。エネルギーがものすごい勢いで何者かに吸い取られるような、洗面所に溜めた水が「ゴロゴロー」と音を立てて排水溝に消えていくような、そんな感覚だった。

嫌な予感がした。いや、薬はしっかり飲んでいる。昨日だって仕事に行けたのだ。しかし、体感としても、意欲はゼロだった。毎日、朝起きることはできても、仕事に行ける状況ではないのだ。仕事に行くことが考えられない。しんどい。無理をしたらいけない。いや、家族のためにやっぱり仕事に行かなければ。起きてから仕事に行くまでの時間、心の中のそんなやりとりに、私の感情は絶え間なく揺さぶられるのであった。

ある日、ふと体重計にのった。体重56キロ。私のふだんの体重は61キロ。明らかに痩せが生じていた。私を待ち受けていたのは、最も恐れていたうつ病の悪化だった。

2．モノトーンに映る世界

朝から憂うつで気が滅入り、動けなくなる日もあった。上司に休みの連絡を入れることさえ、億劫で苦しいのである。なんとか電話だけはと、無気力の底に残ったほんの少しの力を振り絞り、私はスマートフォンを手に上司の連絡先をタッチした。

「すみません。体調がすぐれなくて、お休みさせてください」

上司は私のことを理解してくれた。

「大丈夫？　無理をしないでね。こっちは大丈夫だから」

職場の上司は、私の病気を心配し、どんな時も優しく受け入れてくれた。しかし、休んでも休んだ気がしないのは、先にも述べたのだがまさにうつ病の苦しさである。憂うつな気分でいっぱいの私には、罪悪感だけが頭に残る。単身赴任中の私はひとりぼっち。一番の理解者である妻はいない。

夕方、妻に電話する。

「実は今日も仕事に行けなかった」

私は彼女に話した。彼女は落ち着いている。

「そうだったんだ。でも焦らなくていいのよ。あなたは病気で苦しんでいるのだから。病気のせいで仕事に行けないのだから。無理しなくていいと思うの」

彼女は仕事に行けない私を理解してくれた。生活や育児で大変ななか、私のことを理解しようとする姿勢に、私は癒やされた。

私が本心を話せるのはやはり家族、特に妻である。私のマイナス思考に付き合ってくれるのも、思い違いや考えすぎを正してくれるのも、無理をしないようにコントロールしてくれるのも、運命共同体である彼女だった。

しかし、憂うつな日々は続く。行き先のわからない階段を下りていくように。どこまで地下へ下らないといけないのだろうか。私の気力はすでに空っぽになり、私自身がまるで抜け殻になったような感覚。希望も何も考えられない状況になっていた。仕事を休む連絡さえも、次第に億劫になってきた。

頼ったのは抗不安薬、ありとあらゆる抗不安薬を飲んだ。薬を飲んで気分を紛らわせた。薬への依存。効果はほんの一時的なものでしかなかったが、その薬に頼るほかなかった。その日を生き延びるために。

けれどもやはり、薬は一時的なものであり、私の苦しみや葛藤までは解決してくれなかった。やがて私は、電話連絡をする気力さえ失ってしまった。必死に、スマートフォンでメッセージを送る。

「すみません。体調がすぐれなくて、お休みさせてください」

言葉を発することさえもままならない状況になっていた。行き着いた先は、暗闇の地下室。どん底まで落ちたような感覚があった。うつ病の再発、いや、再発というよりは、無理をしたために悪化したというほうが正確か。うつ病の極期に入ってしまった。体が動かない。いや体を動かそうという気になれない。体重は通常より7～8キロ減っていた。ベッドから起き上がることすらできなかった。最低限行うのは、排泄のみ。風呂にも入れない。入ろうという気になれないのだ。もともとひげの濃い私。ひげは伸び続ける。身なりを整えることすらできなかった。情けない。このまま一生が終わってしまいそうな気がする。心身は不安に溺れ、ただ震えていた。ストレスに押しつぶされ、不安定で脆弱な精神状態。生きることが苦しかった。

目に映る世界は、白黒テレビの画面のようだった。部屋の色が感じ取れない。ベッド脇のカーテンの隙間から見える外の風景も、やはりモノトーン。絶望としか表現しようがない。

最低限の食事は、味のしない塊を噛んでいるようだ。口に入れて、水で流し込むだけ。そして、本当のひとりぼっち。孤独。誰の手も借りられず、助けも呼べない孤立。次の日も、またその次の日も、ただ時間だけが過ぎていく。

とてつもなく長く感じる時間、うつ病の苦しみに苛まれる日々。今日もひとりぼっちで終わる。そして、明日もひとりぼっちなのだろう。

3. 生きる目的を失ったとき

1週間ほど部屋に閉じこもっていただろうか。ほぼ寝たきりの状態になっていた。そして、ついには、生きている感覚がなくなった気がした。生きるとは、どういうことなのだろうか。私は何のために、この世に存在しているのだろうか。

これまでの人生が、走馬灯のようによみがえる。幼少の頃を思い出した。マツシタ家の男孫として、祖父や祖母はじめ親類たちに大事にされた。両親も私を大事に育ててくれた。中学では、人を好きになることの素晴らしさを感じた。音楽にのめり込み、私の感情は震え、歓喜し、これまで生きてきた世界が変わったと感じた。大好きな野球をして過ごした日々。ほんの少しだけ足が速く、運動会は自分のためにあると勘違いをしていた思春期の頃。物事のすべてがうまくいくような感覚しかなかった。

勉強はできなかったが、視力だけは抜群によかった。そして恋愛と野球に打ち込んだ。それから、高校進学。タテ社会の厳しさをこれでもかと突きつけられた。現在では話しても理解してもらえなさそうなほど、厳しい上下関係の世界が存在した。その世界を、仲間と共になんとか生き延びてきた。野球ではレギュラーをとれず、球拾いに明け暮れた。両親の期待を裏切ることができずに、真面目な私はひたすら球拾いに走り、声を出し続けた。

看護学校に入学してからは、勉強に恋愛に明け暮れた。割合は……恋愛に90％。恋に溺れた。そして新しく出会う人たちとの関係は、思いのほか順風満帆、いや波乱万丈でもあった。まさに青春時代。新しい朝が、日々、喜びをもたらし、時にはどしゃぶりの雨も降らしてくれた。若いながらも、いろいろな危機が目の前に立ちはだかり、そのたびにそれを踏み台にして乗り越えてきた。

私は、家族や知人・友人に恵まれていた。人に支えてもらいながら生きてきた。難なく看護師国家試験にも合格し、看護師として社会人生活をスタートさせたのだった。前世で縁があったかのように、不思議と恩師や先輩とのよい出会いがあった。その出会いは私をより人間らしく成長させてくれた。

しかし、今の自分は、生きていない。過去の栄光が、今の私を苦しめる。看護師として生き生きと働いていた自分を何度も思い出した。今の私と比較して、途方に暮れる。誰かに話したくても、話す気力はもうすでになかった。話せるような、信頼できる人物も近くにはいなかった。そもそも、親友と呼べる存在をもつことをしてこなかった。頼りになる男友達がいなかった。加えて、単身赴任という環境も、私をさらに孤独にさせた。

私は、生きることの意味を見失った。生きていくことが苦しくてしようがない。それを表現することもできない。妻も子もいるのに、生きていくことを諦めそうになるほど、生きる辛さ以外のことが考えられないようになっていた。これまでの人生をゲームのようにリセットできないだろうか。頭の中はそんな未熟な考えに支配される。自分がいつにも増して怠けているようにも感じた。他人からもそのように思われていると錯覚をおこして、自分自身を責め続けた。生きる目的を見失った私の脳裏には、「死」が何度もよぎった。

このまま死ねたら、きっと楽なのだろう。この苦しみは私の心の中にしか存在しないし、他の誰にもわかりようがない。だから私は独り、「死にたい」と言葉にしてみる。１週間ほど部屋に閉じこもっていると、不思議と独り言を言うようになる。明らかに病的だ。まさか自分がこうなるとは思ってもいなかった。自殺に追い込まれて、やむなく実行に移した患者の気持ちが、十分すぎるほどにわかる。

それでもなお、私は思う。自殺はよくない。誰にも自殺はしてほしくない。

自殺を考えたときによみがえったのは、

「それだけはしないで」

という妻と母の言葉だった。私の母は、3人きょうだいである私たちを、無償の愛で育ててくれた。私が病気になったときも、妻と同じくらいに心配もしてくれた。うつ病のことを、人一倍勉強して理解をしてくれた。母親は、いつまでたっても母親だ。母親の子に対する思いやりは、無限で、計り知れない。私は母から生まれてきたから、母には勝てない。勝てないというのは、かなわないという意味である。母の私への愛は限りない。そしてどんなときも、どうなっても、私を信じてくれる味方である。

「これまで頑張りすぎたのだから。今までがうまく行き過ぎていたのだから。無理をしないで休むことも大事」

母はそう言って、私のこころを支えた。一方で私は、大好きな母を心配させたくなかった。新たな職場で元気に過ごしていると、母には伝えていた。本心を打ち明けられるのは、母以上に、妻の存在だった。

気力は完全に消失し、残っているのは生きることへのあきらめだけ。しばらくは、なにもできなかった。しかし、母と妻の顔そして言葉が、救いとなった。救いというよりは、ただよみがえった。不思議な感覚だった。私はいつしか死ぬことを思いとどまった。

なぜ思いとどまったのか。自分で言うのもおこがましいのだが、私は律儀な性格である。それゆえ、母や彼女を裏切ることができなかった。誤解を招かないように補足するが、不幸にして自殺した患者の方々が、律儀でなかったというわけではない。追い込まれた過程や、その手段を選択させるにいたった状況が異なっているのだから。人はそれぞれ、背負っているものが違う。生きてきた過程や環境は百人百様なのだ。私の場合は、母と妻の顔と言葉が、死を思いとどまらせた。もし、二人の存在がなければ、このように執筆している私も存在していなかったであろう。

厚生労働省の平成26年版「自殺対策白書」によると、日本における年間自殺者数は、平成10年から14年連続して3万人を超えるという状況だった。国は平成19年6月、自殺総合対策大綱を閣議決定。また21年度からは、各都道府県に「地域自殺対策緊急強化基金」が造成されるなど、国や地方公共団体によるさまざまな取り組みが行われた。そして、平成24年以降30年に至るまで、自殺者数は3万人を下回り、減少を続けている。

しかし、依然として、多くの人が自殺で亡くなっているのは事実である。想像してみてほしい。たとえば東京マラソン。約3万5千人が参加する。そのスタート地点では、東京都知事のスタートの合図とともに、参加者がいっせいにスタートをきる。テレビなどで放送されるその様子は、実に華々しいかぎりだ。そして、ランナーたちを見ている視聴者は、その数に圧倒される。過去には毎年、あの数に匹敵するほどの方々が追い込まれたあげくに自殺し、減ったとはいえ今も年間2万人以上が自殺しているというのが、日本の現状なのである。

私は病気によって追い込まれ、自殺を考えた一人である。ここで、読者の方々にお願いしたいことがある。それは、医療者やご家族・信頼できる人物が、当事者に「自殺をしないこと」を約束してもらってほしいということだ。これは、複数のテキストに書かれているが、その正しさを私は身をもって知った。私も、母と妻との約束という暗黙のサポートで、自殺を思いとどまったのだ。不幸にして自殺をした患者の大半は、そのような約束を交わす機会がなく、誰にも頼ることのできない状況があったのかもしれない。社会的な孤立、社会的な孤独ほど恐ろしいものはない。

人の命は、何にも代えがたい尊いものである。不幸にして自らの意思で命を絶たれた方を思うと、こころが痛む。人の支えや、患者を思う周りのサポートがいかに大事か、痛感するのだ。周りの人々をみるとき、守り、守られている人同士の関係は、相互に影響を及ぼし合っている。周囲の正しい理解や、思いやりに満ちた言葉は、こころを病み、死を望む人に響き、救うことさえできるのである。

私は、命を自ら絶つことを、母と妻の存在で思いとどまった。本当に感謝している。しかし、病気は依然、進行中だ。単身赴任が続く分、私の孤独も続く。回復の見通しは見えない。

難治性のうつ病は厄介だ。三環系の古い薬も、新薬も試したが、効果を実感できない。新しい職場での主治医は、私にこう話した。

「必ず、君に合う薬はあるから、焦らないことだ」

親身になってくれる医師の言葉に癒やされ、救われた。よくなることを信じてくれ、可能性と希望を与えてくれた。私自身も、少しでも病気がよくなることを願った。

私が求めていたのは、うつ病の苦しみをわかってくれる人だった。しかし、単身赴任の私には、自分の病気を真に話せる人が身近にいなかった。励ましや、わかったようなふりをされるのは苦痛だ。うつ病の私は、励まされても、頑張れないのだ。

医師の国家試験でも、うつ病の患者を励ますことの可否が出題されるそうだ。患者は、頑張ろうとしても頑張れない。その頑張れない自分を、さらに責めてしまう。結果的に自身を追い込むことになるのである。その苦しみは今でも正しく理解されていないようで、うつ病の患者に対し、精神論を語る人は多い。

「大丈夫だって。よくなるよ。気持ちの問題だ」

相手は人間だ。困っている人をみると、人はなんとかしたいという心理に基づいて行動を起こす。それは自然なことだ。何かしなければという思いに駆られるのも、私は看護師なのでよくわかる。

しかし私は、さらに落ち込むのである。「メランコリー親和型」と呼ばれる病前性格の患者は、真面目なタイプが多い。頑張れない自分に悲嘆する。求めているのは、患者の気持ちや葛藤や苦悩を真剣に聴いてほしい、こころに寄り添ってほしいということだけなのに。

難しいのは、長くそばにいればよいわけではないということ。患者の精神状態にもよるが、そっとしておいてもらえる時間も必要なのである。このタイミングが難しいのだが、寄り添う人は患者にとって安全な存在であると認められることが優先される。私の場合でいうと、うつ病の根本原因となったストレスや葛藤や、人的・物理的環境を排除することが先ではあった。

そばにいるとは、どのようなことか。一見、意味のないように感じる人もいるかもしれない。しかし、そばにいることには、大きな意味がある。患者のそばにいるだけで、変化が生まれることがある。私も看護師として働いているときに経験した。意図的にそばにいたわけではなかった。しかし、意図に関係なく、そばにいるという状態は、人と人の間の心理的な距離をほどよく保ってくれる。

具体的にいうと、お互いの存在を意識することで空気が和み、ふとした瞬間に会話や、危機的でないハプニングが起こる。何気ない会話の奥に、相手の物語を垣間見ることで、笑いやユーモアが生まれることもある。

一方で、特に患者の場合は、ひとりになりたいときもある。それでも、ずっとひとりではいられない。ひとりでいるようでも、近くには応援してくれるひとがいて、安全を保ってくれている。そんな状況があれば、私はこころに背負った重荷を下ろすことができたように思う。

ナイチンゲールをご存じの方は多いだろう。近代看護の基礎を築いた、フロレンス・ナイチンゲールである。看護において何が大切なのかを考えるため、ここでは、ナイチンゲールの功績について一度確認してみたい。

１８５４年、ナイチンゲールは自ら志願して従軍看護師としてクリミア戦争に赴き、他の女性看護師たちを率いて活躍した。ナイチンゲールが34歳のときである。ナイチンゲールがクリミアに到着したときの兵士の死亡率は、実に42・7％だったという。それをナイチンゲールは、半年間で、２・２％まで下げたのである。

その当時、強力な抗生剤があったわけではない。ではナイチンゲールは、何をしたのか。彼女は、環境を変えたのである。具体的には、兵士に温かい食事を与え、体をきれいにし、衣服を整えた。また、病室の空気を入れ換えるなどして、兵士の生活と衛生を改善しようと努めたのだ。

そして、もう一つ重要なことがある。環境の改善に加えて、ナイチンゲールは、「兵士のそばに付き添った」ということだ。そばに付き添うこと、寄り添うことの意味。それは私の中でもまだ明確ではない。ただ、言葉では表現できないほど深い意味があるのは間違いない。現に、当事者である私は、誰かに助けを求めていた。そばに寄り添い、付き添ってくれる存在を必要としていた。

4．入院治療の決断と誤った退院

抗うつ薬をいくら飲んでも、私の憂うつ感や意欲の低下は改善しなかった。仕事ができない。うつ病と診断されて、すでに2年以上が経過していた。人間関係がきっかけで病んだにしても、これほど重症になるものだろうか。通常のうつ病であれば、1年近くで回復し仕事に復帰できることも多いはずなのに、私は暗い地下室に閉じ込められたままだ。うつ病から抜け出せない。このまま人生を送るのかと思うと、とてつもない不安が湧いてくる。

恩人でもある職場の先輩が心配して、思い切って入院治療を受けるよう、勧めてくれた。私自身も、入院は考えたことがあった。うつ病専門のストレスケア病棟を探したこともあり、いくつかの病院には電話して医療費などを尋ねていた。当時の主治医であった精神科医からも、入院するならこの病院、と情報をもらっていた。

当時、満足に働けない私は生活費さえ得られない状況にあり、経済的にも余裕はまったくなかった。私は、躊躇した。現状の治療費にプラスして入院費となると、なかなか踏み切れない。同時に、自分のうつ病を重症と認めたくない気持ちもあった。しかし、入院して治療せざるをえない状況にあることは、私自身もわかっていた。心配してくれた先輩に背中を押されたこともあり、私は入院に踏み切ることにした。

私は、単身赴任先を引き払い、有名なストレスケア病棟のある県外の病院へ入院することを家族に伝えた。不調をあまり伝えていなかった両親は、さぞ心配したことだろう。どちらかというと、順風満帆に仕事をしてきた私だ。入院するなんて、自分でも想像していなかった。

両親は、心配しつつも、経済的な面でサポートしてくれた。その額の大きさはもちろん、私のために惜しみなく出してくれたその気持ちは、決して忘れないだろう。私は、いつか元気を取り戻して恩返しする未来だけを考えた。

夏の暑い時期だった。県外の精神科病院に向かう私の目に映るのは、空気抵抗を低減させるべく設計された、新型の絶妙なボディラインの新幹線。そのデザインで、新幹線の存在感を誇示するかのように停車している。対照的に私は、右手に切符を握りしめ、左の肩には、入院生活に必要な衣類や日用品を無造作に詰め込んだ黒い大きなバッグ。足取りは重い。これから先、何が待ち受けているのだろう。私の人生はどうなってしまうのだろう。不安と期待で感情が揺れ動く。以前の私は、入院患者を受け入れる側の看護師であった。しかし今、その私は存在しない。逆の立場、患者となり県外の病院へと向かっているのだ。

新幹線はゆっくりと動きだした。車内には、いろいろな乗客がいる。友人と楽しそうに盛り上がる声も聞こえてきた。旅行を楽しんでいるのだろう。私は彼らとは裏腹に、活気がなく、うつむいている。落ち着かなくて喫煙室に何度か足を運んだ。揺れる新幹線。窓の景色が猛スピードで過ぎ去り、瞬間的に次の景色が視界に入り込んできて、気がまぎれる。

新幹線は目的地に到着した。初めて降り立つ駅で、夏の晴天に迎えられた。タクシーに乗り込み、まっすぐ病院に向かう。

「A病院まで」

大きな黒いバッグを手にした私は、タクシードライバーの目に、どのように映ったのだろう。どうでもいいはずなのに、周りの目が気になってしようがない私がいた。

10分ほどで、病院に着いた。運賃を支払い、病院の窓口に向かう。入院の予約は事前に済ませていたため、受付の事務員に誘導されてストレスケア病棟へと移動した。夏の盛りに似つかわしい、セミの大合唱。その鳴き声は私を歓迎しているのか、それとも、うつむいて入院しようとしている私をあざ笑っているのか。セミに尋ねたい気持ちでいっぱいになった。病棟に着き、看護師から入院のオリエンテーションを受ける。しかし、緊張と不安が看護師の説明を遮り、頭に入ってこない。セミの鳴き声だけが耳に響く。ひととおり説明されたが、全部は理解できなかった。

4床部屋に案内された。緊張の面持ちのまま、同室者と挨拶を交わした。ベッドサイドには、主治医と担当看護師の名前が記された札が置いてあった。どのような精神科医、どのような看護師なのだろう。当事者になってみてわかったことなのだが、担当者がどんな方であるか、気になってしようがない。看護師として働いていたときは、このように考えたことはなかった。

持参した荷物を整理して、ベッドに横になる。なんとも表現しにくい感情だ。ひととき眠ったあと、初日の夕食でフロアに向かう。新入りの私は、どこの席に座ってよいのかもわからない。他の人が席に座るのを待ち、空いていた一人用のテーブルに腰を下ろした。食事は思いのほかおいしく感じた。不思議だった。これまで食事をおいしく食べられない、いや、食事をとることすらできなかったのに。

病院内の環境は、予想以上に快適だった。日が経つにつれ、その環境に慣れると、周囲の状況にも気付くようになった。患者の多くは、私と同じうつ病。双極性障害（躁とうつを繰り返す精神疾患）の方もいた。患者のほとんどが仕事をもっており、休職して入院していた。学校の先生や主婦、公務員にサラリーマン、会社役員。若い人から高齢の人まで、さまざまである。入院に至る経緯も人それぞれ。いろいろな事情があったのだろう。

そのストレスケア病棟では、一般的に3か月のプログラムで復帰を目指すことになっていた。週に2回ほどの診察や、臨床心理士のカウンセリング。そして手芸や陶芸などの手作業を通して回復をめざす作業療法などがあった。

私の主治医は女性だった。話をよく聴いてくれ、薬の調整も、私の症状に加え希望も汲んでくれた。丁寧に私のことを考えてくれていたように思う。担当の看護師も女性で、明るく接してくれた。重要な話をするのも、担当の看護師だった。私も看護師だから、担当する患者に認められたいという看護師の心情はわかる。治療をすすめやすい関係を築くためにも、私は精神科医を信じた。そして、大事だと思うことは、担当の看護師と話をした。

1か月が経つと、病院という治療のための空間が、私を回復へと導いてくれるのを実感できた。今までは一人で、休養という名のしんどい毎日を送ってきたのだが、病棟という空間と、そこで人々とすごす時間が、私の心身を癒やしてくれたのだろう。周りの入院患者も、私と同様にこころを病んだ仲間である。その仲間たちとディスカッションしていくなかで、苦しんでいるのは自分だけではないことを知る。たわいのない会話でも、患者同士という安心感がある。皆、背負っている背景や人生はそれぞれだ。しかし、自身の病気と向き合い、前に進もうとしていることは、共通していた。

現実には、退院しても再発し再入院してくる患者も少なくなかった。しかし、たいていは一定期間のプログラムをこなして回復し、退院していく。せっかく仲良くなったのにもう退院？　そう思うと、寂しさがこみあげてくる。それでもひとり、またひとりと元気になって退院していくのである。何人もの退院していく患者の背中を見送った。退院していく方の入院当初を見てはいないが、誰もが元気になって、笑顔で退院していくのだと私には思えた。

また、1か月が過ぎたこの頃から「マインドフルネス」という治療を受けるようになった。マインドフルネスとは、医学、心理学の分野では「意図的に、価値判断することなく、今この瞬間に注意を向けること」などのように定義されることが多い。雑念を取り払い、「今」に集中する状態が、いわゆる脳のマインドフルネス状態である。そのマインドフルネスにはさまざまなやり方があるようだが、ここでは私が経験したことをそのまま書く。

ゆったりとした姿勢であぐらをかく。

目を閉じて静かに呼吸する。

呼吸に意識を向ける。

雑念がわいてきたら、その雑念を意識してから、手放す（いったん忘れる）。

再び呼吸に意識を戻す。

以上が、私の経験した手順だ。マインドフルネスは現在、ブームとさえいえるようだ。スマートフォンでヘルスケアのアプリを探すと、マインドフルネスに関連するものがいくつも出てくるだろう。

ハーバード大学で神経科学を研究するサラ・ラザール氏は、マインドフルネスには次のような効果があると述べている。

・ストレスを軽減する
・症状（抑うつ、不安障害、疼痛、不眠）を緩和する
・集中力が上がる
・より幸せな気持ちになる

マインドフルネスには、呼吸だけでなく、視覚的な内容や、何か一つの現象、自然物でもよいようだ。私は、風にこころを集中したり、緑の植物に集中したりしてみた。効果は多少なりともあったように思う。頭の中の騒がしさが強制的に整理されるような感覚だ。呼吸に集中して自分自身でマインドフルネスを試み、30分ほど経過していたこともたびたびあった。気持ちが和らぎ、十分にリラックスすることができた。

そのような治療と、病院という療養環境での休養。そして精神科医との面談。臨床心理士

との面談では、マインドフルネスの考えに従い、「今」に集中することについて話し合った。加えて、当事者同士のミーティングや作業療法なども、入院中の主要な過ごし方だった。

マインドフルネスという治療を取り入れる精神科病院は、まだ少ないのが現状だ。私の入院当時では、最新の治療を取り入れていたといえる。そして、当事者同士の会話は、何よりもつらさや苦しみを分かち合える時間だった。それぞれにさまざまな苦悩の末に入院した仲間なのだ。たわいのない会話から、自分自身の話まで、多くの患者と語り合った。もちろん、話さない人もいたし、気が合いそうにない人もいた。そんなときは、互いに自然と距離をとるようになった。

入院2か月を迎えた頃である。復帰に向けてのプログラムが始まろうとしていた。知能検査なども含む、仕事復帰に向けての準備期間という位置付けのプログラムだったと記憶している。私は、その復帰に向けたプログラムを受ける意味を見出せずにいた。抵抗があった。本来の治療では、そのプログラムを終えて、晴れて退院という道をたどるのだが、私は、歪んだ考えからそのプログラムを受けない選択をした。プログラムの枠にはめられるのに抵抗があったからだ。今思えば、それは私の無知から来る感情だった。

その頃の私は、入院生活を退屈に感じ始めていた。早く、家に帰りたい。その気持ちは日を追うごとに強くなっていった。私は主治医に相談した。厳密に言うと、嘘をついたのである。生命保険の関係で、金銭的な負担が生じる、と。入院を継続することが困難であると伝えると、主治医は退院を許可してくれた。

今思えば、間違っていたと反省する。治療の中断も、歪んだ私の考えも。しかし、間違ってはいても、それは私自身の判断だったのだ。急に退院することになった私は、ひそやかにその精神科病院を去った。同じ時間を過ごした患者の方たちに、丁寧なお礼も言えなかったことを、なにより後悔した。それでも、私は自分の意思で退院したのだった。

5. 退職、そして新たな旅立ち

ストレスケア病棟を、自身の判断で強引に退院した私には、完全な復調の兆しはなかった。せっかくの良質な治療を、最後まで受けずに退院するとは、何のための入院の選択と治療だったのか。私はここでも判断を誤ったのかもしれない。

単身赴任の職場で働き続けるエネルギーもなかった。やはり、病気のときは家族の存在が必要だった。それだけは、身にしみてわかった。

新たな部門に移って約1年半。実際に働いた期間は、約8か月。それ以外のほとんどは、休職期間だった。事実上、何も仕事をすることができなかった。職場の教育担当という役割をいただきながら、何もできなかったことを後悔した。何一つ残すことができなかった。

看護学校を卒業後、十数年お世話になった企業を辞めることを、自分の意思で決めた。うつ病になった私に思いやりをもって理解してくれた上司、親身になってくれた同僚には申し訳なかった。しかし、もうこれ以上、この環境で仕事はできない。私のうつ病は、以前からするとよくはなってきているのだが、ここで働き続けながら、さらによくなることはないことを、私自身がいやというほど思い知らされた。これ以上、迷惑をかけられない。自分でいうのも不憫だが、すでに使い物にならないのだった。苦渋の決断ではなかった。もう、そうせざるをえない状況にあった。

「立つ鳥跡を濁さず」ということわざがある。辞典によると、「立ち去る時は、跡を見苦しくないようによく始末すべきである。また、退き際はいさぎよくあるべきである」（『広辞苑』第6版）とされている。しかし、当時の私は、気力がなく、「立つ鳥跡を濁さず」が実践できなかった。お世話になった方々に、感謝や挨拶の一言さえも伝えられなかった。ことわざとはほど遠い。後の始末もできずに、見苦しい限りであった。

私の人生は、うつ病でどこまで苦しめられなければならないのだろうか。行き先が見えず、不安だらけ。家庭、生活、今後のこと。考えれば考えるだけ、マイナス思考が加速していく。私は絶望感、無力感に打ちのめされていた。単身赴任の住まいで、身を隠すように荷造りをした。帰りの飛行機代を払うのが精いっぱいだ。もうどうなってもいい。そんな自暴自棄な感情が私を支配する。病気で退職したのだから、誰を責めようもない。自分自身が決めたのだから。

私は、うつ病という病気であるにもかかわらず、無理をして仕事をしてきた。私自身の意思で入院を中断はしたが、うつ病を克服して復帰できたわけではなかった。職場では、翌月に退職者として私の名が掲示されたことだろう。退職していく人たちを見てきた私は、容易に想像できた。それでも、心配して電話をくれる人はいなかった。もしかしたら、心配して電話をかけようとした同僚や上司もいたのかもしれないが、私が病気であることを知っているだけに自粛したのだろうと勝手に想像して、気を紛らわせた。しかし、人間関係は実にシビアである。年が明け、年賀状は一気に減った。仕方がない。もう私は職場の人間ではないのだ。

私は、その人間関係のシビアさから学んだことが一つある。

私が看護師、看護教員として生き生きと働いていた、いわば全盛期。そのときには、私の看護や教育を、上司や同僚が認めてくれていた。しかし、うつ病になり辞めるとなると、評価してくれた上司や同僚の存在はないのである。人間社会では、よくあることだ。一流のアスリートや、人気のある芸能人でも、よいときはたくさんの人に囲まれるが、パフォーマンスを発揮できなくなると、周りの人たちは消え去っていくのである。人は皆、そのような傾向があるのかもしれない。それが世間一般、シビアな世界そのものといってもよいだろう。そのことを責めるわけではない。私が実際に体験した現実だ。

一方で、仕事でも生活でも、よいときも悪いときも、変わらずにいてくれる人物が、必ず周りにいる。私はその人を、人間性をもつ人として尊敬したい。人生には、いろいろな道がある。よいときもあれば悪いときもある。だが、どんな状況に置かれても、変わらずに接してくれる人がいる。私の場合は、家族や親族であった。何にも代えがたい貴重な存在であることを痛感したのは、40年生きてきて初めてだった。このような経験をしなければ、人のありがたみを知ることはできなかったかもしれない。

職を失い、途方に暮れる日々が続いた。そんなある日、ちょうど一年ほど前に私のスマートフォンが鳴ったことを不意に思い出した。新しい職場に移って数か月ほど経った頃であったように記憶している。

「先生、うちで一緒に働きませんか」

久しぶりの電話で、先生ではなくなった看護師の私を先生と呼んでくれたのは、ハマカワ先生だった。ハマカワ先生と私は付き合いが長い。職場は違ったのだが、教員という同じ立場で過去に出会った人物である。物腰のやわらかな男性で、リーダーシップに長けていた。

ハマカワ先生の下で働きたいという気持ちはあったが、新しい職場に着任して間がなく、しかも私には教育担当の役職が与えられていたため、そのときは丁重にお断りした。ただ、いつかはハマカワ先生の下で働きたい、という私の意思は伝えた。

人生とは不思議なものだ。これまでの私の実績を認めてくれた人物を、しばらくぶりに思い出したのである。私は、思い切ってハマカワ先生に電話をかけ、この数年のいきさつを説明して、尋ねてみた。

「このような状況で体調もよくない私なのですが、ハマカワ先生の下で働かせていただければ……。無理なことは承知です。中途採用していただけないでしょうか」

私はうつ病である。それも回復していない状況である。普通ならば、使えない人材を容易には受け入れないだろう。その厳しさを、これまでに十分すぎるほど見てきたから、わかってはいたし、断られることも覚悟の上で、すがる思いで話をした。少ない退職金を得てはいたものの、今後のことが不安で仕方がなかったこともある。

ハマカワ先生は、このような状況の私に手を差し伸べてくれた。

「全然いいですよ。来てくれると、こちらも助かります」

「えっ、本当にいいのですか?」

「いいですよ。待っていますよ」

私は嬉しくて、すぐには言葉が出なかった。声を振り絞り、ハマカワ先生に伝えた。

「先生、ありがとうございます」

ハマカワ先生は私を救ってくれた。いや、厳密にいうと、拾ってくださった。私の病気も受け止めてくれた、恩人である。私は感謝の気持ちで青空を見上げ、その電話を切った。空は澄み渡り、私には希望の虹が見えるかのようだった。

ハマカワ先生は、私のどんな実績を評価してくれたのだろう。私は、自分の過去の仕事を振り返ってみた。

私は、新卒で入社した組織で十数年間働き、そのうち約７年間、看護教員として教育にたずさわった。先にも述べたように、私の講義内容は、武井麻子氏と出口禎子氏の教えから自身で確立していったものだ。私はお二人を、勝手ながら師匠と思い定めているのだが、その師匠の教えを忠実に守った。つまり、師匠の教えを、純粋に私の言葉で看護学生に伝えたのである。ここで「純粋に」と書いたが、師匠の思想や言葉をそのまま伝えただけではなく、私の経験や知識も織り交ぜつつ、かみくだいて学生に伝えることを心がけた。つまり、師匠の「心」を純粋に伝えようとしたのだ。

教員になってすぐ、私はある学年を任された。その学年は１年生（仮に１期生としておこう）、私も教員１年生だ。私は精神看護学のすべての講義を自分で構成し、指導した。そして、精神看護学実習にもすべて付き添った。1期生は、私が教員1年生で受け持った初めてのクラスなので、思い入れは強い。もちろん、1期生を特別扱いしたわけではなく、どの学年・学生にも平等に教育するスタイルは変わらない。ただ、当時は今より若く、限界も知らなかった。私は、そのときごとに、全力で学生に向き合ってきた。

学生を「成人学習者」として扱い、共に学ぶ姿勢を大事にした。「成人学習者」とはつまり、学生を下に見るのではなく、ひとりの個人として、対等に接するということだ。学生の質問してくる内容も難易度が高い。私の知的レベルでは答えられない、説明できない場合も多かった。そのときは、素直にわからないと伝えた。そして、一緒に勉強しようと、図書室に足を運んだ。看護学生には、「できない先生」と映っただろう。それでもよかった。むしろ、それが事実に近かった。

1期生は、3年の卒業時、38名だった。全員、卒業後の就職が内定していたが、新人看護師として精神科病院の入職を希望した学生が10名にのぼった。これはもちろん私だけの功績ではない。お世話になった実習病院の実習指導者のおかげでもあるだろうし、もともと精神科に興味をもっていた学生も多かったかもしれない。私の講義や実習の役割は、些細なものだ。しかし、そうであっても、私は内心、喜びでいっぱいだった。

話は戻る。ハマカワ先生は、そんな私の実績を認めてくれた。そして私を救い、拾ってくれた恩人でもある。おかげで私は、再び看護教員として以前とは別の看護学校に就職することになったのだ。

６．回復の兆し

就職先は決まったものの、依然として、うつ病からの回復には至っていなかった。しかし、周囲の状況は着実に変化していた。何よりも大きかったのは、息子が中学へ進級したことだ。つまり、私の悪いストレスの一つであった、父兄間の負の人間関係が、時を得て終結したのである。そのことで、私の重荷が、どれほど軽減されたことか。負のストレスからの脱却。言葉にすると大げさと思われるかもしれないが、ストレスが減ったことで、底知れない暗闇の地下室に光が差したような気持ちになっていた。物理的環境の変化、人的環境の変化は、私に自由と休養をもたらしてくれたのである。

人生は、苦ばかりではない。生きていると必ずよいことが待っていると、確信した。私は、うつ病で苦しみ、死も考えた。職を失った。しかし、どん底から徐々に抜け出す準備が整いつつあった。

暗闇の地下室の鍵を、誰かが開けてくれたようだった。ゆっくりと私は歩きだした。片手には、一冊の本を握りしめていた。

『100歳の精神科医が見つけた　こころの匙加減』という本（飛鳥新社、2016年）。著者は髙橋幸枝氏。その中に、うつ病の患者とのやり取りが描かれていた。原文を一部抜粋する。

……Kさんはこう話してくれました。

「『長い長いうつ病の時期を、自分は通り抜けることができたんだなあ』と、最近よく感じます。先生、うつ病ほど苦しいものはありませんね。具合の悪い時期、私は本当に苦しかった。

心の病気って、血が出るわけでもないし、傷が見えにくいから、ほかの人には苦しさが伝わりにくいのです。でもうつ病は、本当に苦しいのです。

こんなことを言うと怒られるかもしれないけれど、『うつ病がもし治るなら、私の手足を神様に差し出してもいい』と何度も思いました。『それでも足りないなら、私の目が見えなくなってもいい』、そう考えたことさえありました」

このような一節である。私には、このKさんの苦しみがわかるような気がする。同じように苦しんできた仲間のように感じるのである。Ｋさんは、その後回復されたようだが、私もまた、回復という名の階段を上り始めた。物理的・人的環境の変化に加えて、負のストレスの減少が、私の世界を動かしたのである。

私は家族のいる自宅へ戻り、新たに精神科医を探していた。治療は続けなければならない。治療を自己判断で中断して再発した人を、何人も見てきたからだ。私は悩んだ。どの精神科医に人生を診てもらおうか。面識のない先生と治療的な関係を築くには、時間もかかる。私のことをある程度知っていて、理解してくれる精神科医に診てもらいたい。

そんなことを考えるうち、以前の職場で私が臨床看護師として働いていた時期に、タカハシ先生という女性の精神科医がいたことを思い出した。私が看護教員になり、看護学生とともに精神看護学実習に行った際、タカハシ先生は私に声をかけてくれた。

「マッシタ君、いつ病院に戻ってくるの」

ありがたい言葉だった。過去に看護師として働いた私の看護を認めてくれたと感じた。私は後にも先にもこのように、看護の現場に戻ってくることについて聞かれたことはなかった。唯一、私に直接伝えてくれたのが、タカハシ先生だったのである。

そのときは、返答に困ったのだが、「しばらくは教育の方で……」、そう答えると、こう言われた。

「はやく、帰ってきてね」

タカハシ先生の言葉は、私の人生において、光り輝く貴重な宝物となった。私は、必要とされている。そう感じさせてくれる、本当にありがたい言葉であり、勇気と希望を与えてくれたのだ。それから時は流れ、タカハシ先生が独立して開業したことを風の便りに聞いた。タカハシ先生に診てもらおう。何のためらいもなく、タカハシ先生の心療内科クリニックに足を運んだ。そして、治療を継続した。

私のうつ病は、回復に向かってはいるものの、まだ不安定な状況が続いていた。抗うつ薬やベンゾジアゼピン系の抗不安薬、睡眠薬に加えて、不安時に飲む頓服薬まで、薬は数種類を処方されていた。新たな職場で働くには、やはりエネルギーがいる。仕事を覚えなければならないし、1年半ぶりに教壇に立つことができるのか不安でもある。ここで、うつ病を克服したい。私は、自分にそんな意欲が戻ってきているのを感じていた。

タカハシ先生は、私が看護師として元気に働いていた時期を知っている。しかし今の私は、薬でなんとか乗り越えたい一心である。心身ともに薬に頼っていた私は、タカハシ先生にも処方を希望した。だが、タカハシ先生は、精神科医として、よくないことはよくないとはっきり説いてくれた。薬に依存してきた私は、それまでの自分の姿勢を改めることにした。もちろん、タカハシ先生の精神療法のおかげで行き着いた考えである。

タカハシ先生は、私の薬をシンプルかつ丁寧に調整してくれた。話も親身になって聴いてくれる。必要に応じて薬を調整してもらい、不眠傾向があるときには、再発の危険が予測されるからと、薬を再度調整してくれた。そして気がつくと、抗うつ薬は、就寝前に服用する2種類だけになっていた。ありとあらゆる薬を飲んできた私は不思議な気持ちになった。もしかしたら、薬だけでは治せないものがあるのではないか。

先にも述べたように、私の場合、うつ病の克服に必要なことは、負のストレスからの完全な脱却である。その脱却が見えてきた今、抗うつ薬での治療、入院、一時はうつ病のどん底も経験した私は、光のある方を向き、回復の道をたどっているという確かな手ごたえを感じていた。

何をもって回復といえるのか、私にはわからない。いや、言葉では表現ができない。しかし、回復しつつある私自身のこころとからだは、その事実をわかっているかのようだった。ハマカワ先生という恩人に再会し、精神科医のタカハシ先生の治療を受けて、新たな旅立ちを迎えた感覚だった。

不完全な状態とはいえ、二人の先生に支えられて、以前よりは回復し、仕事もできるようになっていた。完全なる回復、寛解とまではいかないが、働けるのだ。働けることの充実感、喜びを味わい、収入も再び得られるようになった。

ここに至るまで支えてくれた、こころあるすべての恩人に感謝をしたい。

私のうつ病の過程をこれまで述べてきた。最終的には、看護教員として、再び教壇に立つことができ、臆することなく仕事ができるようになった。私個人の経験なので、回復の過程は、複数あるうちの一つでしかない。それでも、私が回復したと思えるまでに、重要だと感じたことを次にまとめてみる。

①自身にとって負のストレスとなる物理的環境・人的環境と、完全に決別すること。

②本当に休養できる環境を整え、周りの人に、病気について理解してもらうこと。

③薬や休養も大切だが、癒やしの本質は、自分とかかわりをもつすべての人の存在。

この三つ目は特に重要なので、第六章で深く掘り下げて述べたい。

第5章

看護師と患者、その世界観のズレ

１．まるで世界観が違う

私が臨床看護師の頃に受講した研修で聞いた話である。ただし、データを探したが見当たらないので、私の記憶に基づいて述べたい。

その昔、「クイズ１００人に聞きました」というテレビ番組があったらしい。私は世代的に、その番組を見た記憶がないのだが、ある研修で、この番組になぞらえたのか、「看護師さん１００人に聞きました」と題して、看護師の理想像を調査した結果を示されたことがあった。看護師が抱く理想はさまざまだったが、第1位は、「急変時に対応できる看護師」。いわゆる仕事のできる看護師、カッコいい看護師である。確かに、現在でも、「コード・ブルー　ドクターヘリ緊急救命」や「ＥＲ緊急救命室」といったドラマを見て、こころが強く引きつけられることは私にも十分すぎるほど理解できる。次々と運び込まれる患者たち、リアルな緊急治療場面、飛び交う医学用語、寝る間もなく駆けずり回る医師と看護師たち。その仕事ぶりは、実に「カッコいい」のである。これらに感銘を受けたことは、医療従事者を目指す真っ当な動機にもなりえるだろう。

研修には続きがある。次に来るのは、「患者さん１００人に聞きました」と題して、患者側から見た理想の看護師を調査した内容である。患者の目に、看護師はどのように映るのだろうか。患者の求める理想の看護師もさまざまだったが、なんと第1位は、「話を聴いてくれる看護師」だったのだ。互いの理想には、明らかなズレが生じているのが現実だった。

もちろん、どちらがよいとか悪いとかいえる内容ではない。正答はないのだ。この調査結果を踏まえて、看護師としてどのように患者の前に存在したいと思うかは、その看護師の価値観や意思次第なのである。

私は精神科の看護師であり、同時に、うつ病でこころを病んだ当事者でもある。私は、自身が病気にならなければ気づけなかったことが確かにあったと感じている。当事者には当事者にしかわからない苦しみが存在する。そして、当事者であったときの私は、看護師に、「こころの支え」となってくれることを望んでいたのだった。

患者のすべてを理解することは、看護師をしていた私から見れば、不可能だとわかる。一方、患者になった私も、担当の看護師に私のすべてをわかってもらえるなんて思いもしない。それでもなお、患者が看護師を必要とし、手を差し伸べてもらいたい時があるのは事実なのだ。

次の詩は、パット・ムーア氏の『変装』（朝日出版社、１９８８年）という本に登場するものだ。イギリスのヨークシャーにあるアシュルディー病院の高齢者病棟で働いていた看護師から、ムーア氏に届けられた詩だという。詩を書き残したのは、その病院に入院して亡くなった老婦人。亡くなったあと、彼女の持ち物を整理していた看護師によって見つけられた。

何が見えるの、看護婦さん、あなたには何が見えるの
あなたが私を見る時、こう思っているのでしょう
気むずかしいおばあさん、利口じゃないし、日常生活もおぼつかなく
目をうつろにさまよわせて
食べ物をぽろぽろこぼし、返事もしない
あなたが大声で「お願いだからやってみて」と言っても
あなたのしていることに気づかないようで
いつもいつも靴下や靴をなくしてばかりいる
おもしろいのかおもしろくないのか
あなたの言いなりになっている
長い一日を埋めるためにお風呂を使ったり食事をしたり
これがあなたが考えていること、あなたが見ていることではありませんか
でも目を開けてごらんなさい、看護婦さん、あなたは私を見てはいないのですよ

私が誰なのか教えてあげましょう、ここにじっと座っているこの私が
あなたの命ずるままに起き上がるこの私が
あなたの意志で食べているこの私が誰なのか

私は十歳の子供でした。父がいて、母がいて
兄弟、姉妹がいて、皆お互いに愛し合っていました
十六歳の少女は足に羽根をつけて
もうすぐ恋人に会えることを夢見ていました
二十歳でもう花嫁。私の心は躍っていました
守ると約束した誓いを胸にきざんで
二十五歳で私は子供を産みました
その子は私に安全で幸福な家庭を求めたの
三十歳、子供はみるみる大きくなる
永遠に続くはずのきずなで母子は互いに結ばれて
四十歳、息子たちは成長し、行ってしまった
でも夫はそばにいて、私が悲しまないように見守ってくれました

五十歳、もう一度赤ん坊が膝の上で遊びました
私の愛する夫と私は再び子供に会ったのです
暗い日々が訪れました。夫が死んだのです
先のことを考え——不安で震えました
息子たちは皆自分の子供を育てている最中でしたから
それで私は、過ごしてきた年月と愛のことを考えました

今私はおばあさんになりました。自然の女神は残酷です
老人をまるでばかのように見せるのは、自然の女神の悪い冗談
体はぼろぼろ、優美さも気力も失せ、
かつて心があったところにはいまでは石ころがあるだけ
でもこの古ぼけた肉体の残骸にはまだ少女が住んでいて
何度も何度も私の使い古しの心をふくらます
私は喜びを思い出し、苦しみを思い出す
そして人生をもう一度愛して生き直す
年月はあまりに短かすぎ、あまりに速く過ぎてしまったと私は思うの

そして何物も永遠ではないという厳しい現実を受け入れるのです
だから目を開けてよ、看護婦さん――目を開けて見てください
気むずかしいおばあさんではなくて、「私」をもっとよく見て！

この詩を読むと私は、本当にしなければならない看護とは何であるのか、自分に問いかけずにはいられない。私たち看護師は本当に患者を守っているのだろうか。私は、この詩を自身のこころに刻み、患者とのかかわりの意味を常に自分に問い続けていきたい。

ところで、看護師とは、国家資格である。なぜ国が付与する資格なのか。それは、国が、国民の健康を守るために必要な専門職種と認めているから、と考えられないだろうか。看護師を含め、国家資格は、社会的にその必要性が位置づけられている。

一方で、その昔、看護師は白衣の天使と呼ばれ、評価されていた。しかし、天使とは程遠い。看護師も患者も、同じように傷つき、痛みを覚える人間同士なのだ。

そして、看護師の私は、パット・ムーア氏の『変装』の中の詩から、同じ人間として、学ばなければならない。私たち看護師が、本来なすべき仕事とは何か。本来の仕事とは、もちろん看護である。しかし、看護の概念は広すぎる。さまざまな理論家が看護を定義するが、

その内容は実に多様だ。いったい何をもって看護とするのかは、看護師のそれまでの経験値や看護への情熱によっても違ってくるのではないか。

看護師たちが語る「看護観」はさまざまで、どれが正しいわけでもなく、悪いわけでもない。自分とは異なる看護観を一つの価値として認めることも、同じ看護をしていく仲間としては大事なことだ。ただし、一つだけ、根底にあるべき看護観がある。看護教員として、これだけは看護師となる一人ひとりに信念としてもってほしいと考えていること、それは「患者中心の看護」である。技術的な点はもとより、倫理的な事柄においても、「患者中心の看護」はたいへん重要である。

ある研修において学んだのだが、がんの手術後に、精神科に入院した患者について調査した研究がある。それによれば、がん患者の中には、精神症状として抑うつ、不安などのうつ病性障害をきたしている人が多いという。また別の研究によれば、乳がん患者の約３割はうつ状態に陥るという。身体を病むと同時に、精神的にも病む場合があるということだ。身体と精神は表裏一体である。どのような身体の病気であっても、精神面になんらかの影響を与えることは、容易に想像できる。人はそれぞれに、気質・性格や人格が異なる。からだところが病気をどのように受け止めるか、それも人それぞれなのである。

病気や入院により、患者は多少なりとも精神的な不安や葛藤を抱えることになる。身体的側面の看護だけに目を向けている看護師は、本来の看護はできないだろう。精神的な側面をないがしろにして看護は成立しないと私は考える。今こそ、身体的側面、精神的側面のどちらも看ることのできる看護師が必要とされているのである。

2. 精神科看護と精神看護

私は精神科の一看護師である。精神科看護を主体に、合併症をもつ患者も看てきたが、他の身体科での実務経験はない。精神科ひとすじでこの道を歩んできたのだが、看護師3年目のときに身体科を希望した時期があった。このことについては後で述べるとして、ここでは、精神看護と精神科看護との違いについて述べたい。ややわかりにくい内容なので、まずは図で大まかなイメージを示したい。

精神科看護とは、精神に病をもつ人を対象とした看護である。言い方を変えれば、精神科という診療科の専門に特化した看護が精神科看護となる。一方、精神看護とは、成人看護、老年看護、小児看護、母性看護、精神科看護のどの分野においても必要とされる看護をいう。つまり、精神看護とは、どの領域にも存在する看護のことを指す。

身体と精神は表裏一体である。どんな病気にかかったとしても、患者や家族は精神的な悩

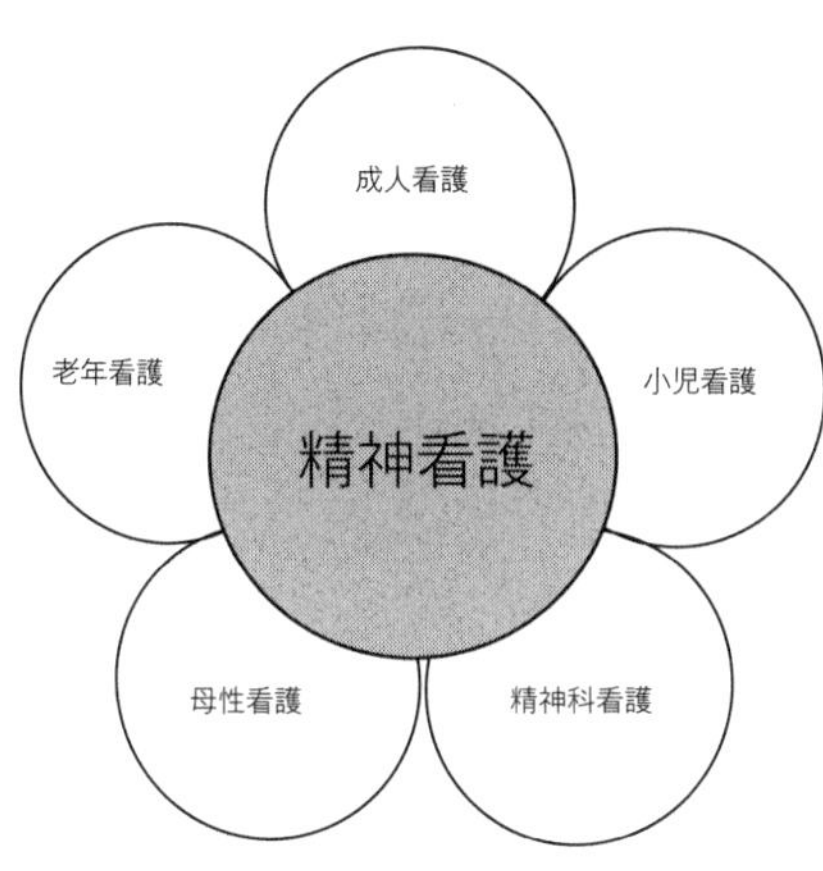

看護の領域（著者作成）

みや負担を抱えることがほとんどである。ということは、看護には、その分野に特化した看護と、基盤となる精神看護が、必要不可欠なのである。さらには､病気のあるなしにかかわらず、どのような状況においても精神看護が必要なのでは、と私は考える。

ケアする際の留意点として、身体的な側面だけに目がいかないように注意したい。そして、個人差はあるにせよ、多少なりとも精神面への影響があることを踏まえて患者の前に立ち、寄り添ってほしいと思う。このように考えると、看護とはかかわりそのものなのだ。つまり、患者の前に立ったその時点から、看護は始まっているのである。

3. ケアする人の思い、ケアされる人の願い

藤原宰江（ふじわらすずえ）氏著『水引き草の詩――ある看護教師の闘病記』（医学書院、1990年）の一節、「不要なことを聞かないでください」から原文を一部抜粋する。


「ご主人はいらっしゃいますか」

「いいえ、居ません」

「え？　旦那さんは居ないのですか」

「……」

「おかしいわねぇ、じゃあどうして子供が二人もいるの？」

子宮筋腫で摘出手術を受けるため入院してきた三十歳半ばの婦人は、不しつけな看護婦の質問に、蒲団を被って声を殺していました。若い看護婦が取った入院問診票に不審を抱いたらしい年かさの看護婦は、なおも執拗にことの次第を問いただしたのです。

「そんなことまで言わなければ手術してもらえないんですか」その声は怒りに震えていました。

彼女の夫は半年ほど前、事故で亡くなられたそうです。余りにも深い悲しみに、夫の死に触れることができず、最初の問診では配偶者はいないとだけ答えたそうです。

この一節でわかるように、無神経な看護師の質問は、恐ろしいほどに患者を苦しめるのだ。当の看護師は気がついていない。なぜなら、患者の思いに寄り添うという配慮を知らないからだ。それ以前に、患者の心情を思い描けないからでもある。しかし、それだけで簡単に片付けられる事柄ではない。同じ病気になったことはなくても、その患者の表情や様子から心境を思いやることはできるはずである。看護師の質問やコミュニケーションは、義務的なものだけでは足りない。思いを汲み取ろうと努める看護師には、患者もやがて心を開こうとするのではないか。

ところで、人は一生のうちに何回入院するのだろうか。何回も入院する人もいれば、一度も入院しない人もいるし、条件もさまざまなので単純な平均値は出ないが、仮に、一生のうちに3～4回、入院するとしよう。私たち看護師は担当として患者を数千人以上看ていくかもしれない。しかし、人生で入院が3～4回ならば、身体やこころを少なからず病んで入院した患者にとっての担当看護師は、3～4人なのである。

「○○さんという看護師さんに出会えて本当によかった」。看護師は、患者の人生の記憶に残ることを忘れてはならない。無神経でこころない看護師も記憶には残るだろうが、看護師という職業の価値を下げ、病院の価値までも下げることになるだろう。看護師は、患者がいて初めて看護師なのだ。そのことを忘れてはならない。

武井麻子氏は「患者は観察のプロである」とも述べている。私の経験で述べると、当事者であったとき、他の患者が受け持ちの看護師と接している場面によく目が行っていた。看護師の言動が、否が応でも目に飛び込んでくるのである。

一瞬、一場面を大事にしている看護師は、一目瞭然だ。患者に対する丁寧な口調に、温かい眼差し。親身になって話を聴く姿勢は、まさにプロフェッショナルである。

一方で、指導に気をとられ、患者の問題点ばかりに目が向く看護師も存在する。患者は人生の先輩であることも多いが、若い看護師が、その方に対し、仲間と話すような言葉遣いをしていることも。なんともおこがましい。

観察のプロである患者が、どちらの看護師を好ましく思うかは、ここで述べるまでもない。ケアされる側は、人として素直で謙虚な看護師を求めているのである。

私自身がケアを受ける側になったときに、感じたことがある。正直、看護師に話したくても話せないことは多い。それがどんなに些細なことであっても、忙しそうにしている看護師や、明らかに「話しかけないでオーラ」を醸し出す看護師には、近寄ることすらできない。

私が人見知りするタイプだからかもしれないが、本当に些細なことでも言えないのである。

　私は考えた。私自身、看護師だったのだ。看護師としてケアしているときは、ケアされる相手の立場を思っていたつもりだった。

　しかし、思っていただけで、患者にとって本当に安全で、自立を促したケアであるのかを、真に考えたことはなかった。どのようにすれば、ケアされる側の人は、ケアする側に対して、ささやかな思いや事柄を話してくれるのだろうか。私が看護師と患者、両方の経験から行き着いた考えを具体的に書いてみる。なお前提として、前日の治療や看護の情報は、十二分に把握しておくことが重要である。患者の心境は日々変化している。看護師が足を運んだ病室にいる、目の前の患者自身の姿が、最新の状態であることを忘れないようにしたい。

　一つ目、まず大切にしたいのは挨拶である。「○○さん、おはようございます」とさりげない言葉をかける。温かい言葉と穏やかな表情のセットだ。一方、不機嫌で、自身のプライベートを持ち込んでいるようなやる気のない看護師の表情は、朝から患者を暗くさせる。今日という新しい一日を迎える患者にとって、最初に会う看護師の表情は意外に強い印象を残す。無理をして繕う必要はない。患者がその一日をどのように迎えるのかを尊重するなら、看護師も状況に合わせて、患者に寄り添う行動をとりたい。それだけで双方が幸せに感じるのではないか。ケアをする人という以前に、人としての素直さや謙虚さを忘れずにいたい。

二つ目は、清潔感。清潔感のある看護師はそれだけで頼もしい印象を与える。プロの看護師という意識をもっているのなら、清潔なナース服やナースシューズを身に着けていたい。

ところで、患者に信頼される看護師は、なにげなく患者のところへ足を運ぶ。ほどよい距離感で、その患者の状況に合わせて、自然体で話しかける。親身な看護師の姿勢は、患者の目に好ましく映る。決して義務感からではないその会話の中でなら、患者である私は、些細なことでも話すことができたものだった。

この経験からわかることだが、三つ目は、親身になって話を聴くことである。これは、私の看護師時代の失敗とも関連している。当時の私は、精神看護とは何か、何をもって看護といえるのかを模索していた。そしてその時の考えにこだわるあまり、患者の話を聴くことを、最重要視してしまったのである。

朝のミーティング（看護現場では申し送りと呼ばれる）が済み、看護師たちはいっせいに、担当患者のバイタルサイン測定に回る。私も同じように回っていた。ちなみにバイタルサイン測定とは検温とも呼び、一般的には体温や脈拍、血圧を測定する。場合によっては排尿排便の回数ほか、必要に応じて、身体の情報を得るために行うものである。しかし、こだわりが強かった私は、検温にプラスして話を聴くことに時間をかけたのだ。

患者と向き合って話していると、不思議と時間が温かく流れる。程よい距離感を知ることもできた。患者は自分のこれまでの物語を話し始め、私はただただ、話を聴いた。その日、私が受け持つ患者は12名だったが、患者一人ひとりに、あふれる思いがあるとわかった。私は、患者の話すことに対し、助言や指導などはまったくしなかった。ただ、聴いていた。そして合間に、適度なうなずきや、「そのときは辛い思いをされたのですね」といったあいづちをはさんだ。それだけだった。

12名のバイタルサイン測定が終わると、もう昼食前になっていた。私は、上司に呼ばれた。

「何をしていたんだ」

「いや、その、何と申しますか、患者の話を聴きすぎてしまいました」

「それがお前の仕事か」

私はハッとした。看護の仕事は山ほどある。患者ごとに予定されたその日の計画もあるのだ。時間を区切り、計画的に動かなければならない。私のこだわりは、間違っていたのだ。

「すみません。今後、気をつけます」

上司は続けてこう話した。

「看護における平等とは何か、考えてみることだ」

「看護の平等性ですか」

「そうだ」

上司は、そう言い残すと私の目の前から消えていった。

「看護の平等性か……」

私は天井を見上げた。天井に答えはなかった。平等とは何を指すのだろう。患者は皆、入院治療費を払うし、ケアを受ける権利もある。しかし、患者によって重症度は明らかに違うのだ。私のしたケアは一見平等のように見えても、実際には平等ではなかったことになる。『広辞苑』第6版によれば、「平等」とは「かたよりや差別がなく、すべてのものが一様で等しいこと」とある。私が患者を平等に扱ったことは事実なのだが、患者側から考えた場合は、同じ行動でもその意味合いが変わってくるのである。

患者にはそれぞれ重症度がある。手厚い看護が必要な状況の患者もいれば、一人で院内を散歩することを許可された患者もいる。状況を見極め、患者ごとに必要なケアを提供できることこそが、看護師として大事なのだ。上司は、私にそのことを教えたかったのだろう。

気づき、学びを得た一方で私は、その日に行った看護に後悔はなかった。上司に怒られ、間違っていたことを理解し、反省もしたが、悔いはなかったのだ。その理由は、私の受け持った12名の患者の笑顔を垣間見ることができたからだ。そのような失敗を繰り返し、私は患者の重症度に応じた看護の必要性を判断できるようになり、実践できるようになっていった。

あいさつや身だしなみに気を配り、患者の話を親身に聴くことで、患者からも気軽に話せる環境が整う。そうすれば看護する側とされる側の相互理解も進み、真に平等で公平なケアができるようになると私は考えている。

４．花形の看護師　その１

精神科病院の看護では、救急病棟やＥＲ（救急治療室）のような緊急を要する場面は少ない。しかし、やらなければならない仕事は山ほどある。しかも考えれば考えるほどに増えていく。考えない看護師はきっと、精神科看護を楽だと表現するだろう。しかし、そのタイプの看護師は稀で、「考える看護師」がたくさん存在する。

私は精神科看護師としてのポリシーをもっている。人にはさまざまな価値があり、どんな仕事をしても、どんな道を歩んでも、その人にしかできない使命があると考えている。情熱をもってする仕事であれば、それは最高の仕事となりうるのではないか。

ただ、看護師の仕事には、既成のイメージもあるかもしれない。たとえば救急病棟や救急治療室で働く看護師と、精神科病院で働く看護師がいたとしよう。看護師として、どちらが花形と見えるだろう。あまり根拠はないが、８～９割の人が救急病棟や救急治療室で働く看護師を選ぶのではないか。私の妻も、救急治療室の看護師を選ぶという。理由は、ドラマで活躍する看護師の姿が実にカッコいいからにちがいない。

カッコいい看護師になりたい。実は、私にもそんな時期があったのだ。

私に看護の仕事を教えてくれた人物はたくさんいた。なかでも、真の看護の奥義を教えてくれた看護師が一人いる。私より数歳上の女性、ウエノ看護師。その教えは、実に厳しかった。私への嫌がらせか意地悪なのか、将来を見込んだ期待なのか、人材育成のための監視役なのか……。当時の私には、彼女の意図がよくわからなかった。

ある日の出来事である。私の受け持ちの患者は、車いすを使用するAさんだった。そのAさんが脳波の検査に呼ばれたので、私はAさんのもとへ向かい、車いすの移乗を介助して検査に向かった。検査を終えたAさんは、しばらくロビー（デイルーム）で過ごしたいと希望した。私は、テレビの見える場所で車いすのストッパーをかけた。

しばらくして、私はウエノ看護師に呼ばれた。嫌な予感がした。今日は何の件で怒られるのだろう。私は、覚悟しつつも、重い足をわざとゆっくり上げて、スローに歩き始めた。途中でだれか、私に声をかけてくれないか。内心、患者さんからの声を期待したが、だれの声も上がらなかった。スローに歩く姿は、間が抜けていたことだろう。

先輩のウエノ看護師と私は、四床部屋の左奥にあるAさんのスペースにたどり着いた。しばらく不穏な空気が流れた。ウエノ看護師は、私の受け持ちであるAさんのベッドを指差し、話しだした。

「あなたはこの部屋を見てどう思うの？」

「はい。そうですね。普通の病室ですね」

「本当にそう思うの？」

「はい、私にはそのように見えるのですが」

「じゃあ、あの毛布はなんなの」

毛布は乱れ、シーツはクシャクシャになっていた。Ａさんは血痰を吐く症状があり、使用済みのティッシュがポリ袋とその周辺に散乱していた。私はしばらく言葉が出なかった。

「……すみません」

「あなたがこのＡさんのご家族だったらどう思うの」

「……言葉になりません。どんな扱いを受けているのか……。任せられない。そう思います」

「だったらすべきことはしっかりして。私たちは患者を守っているのよ」

そう話してウエノ看護師は病室を出ていった。その顔は一瞬、鬼のようにも見えた。

「Ａさん、ごめんなさい」。こころの中でＡさんに謝罪した。

再度、Ａさんのベッドを見た。ひどかった。ここはＡさんの生活する場なのに。Ａさんを大事にしてきたつもりだったが、生活の場を整えることさえできていない。大事になどできていないのが現実だった。

クシャクシャになったシーツや毛布、枕を必死になって取り替えた。シーツには、血痕があった。血の混じった痰を吐く病にかかったAさんのことを思うと、私の呼吸は荒くなった。Aさんは苦しんでいた。毎日を苦しい思いで過ごしていた。そのことに気づくことができなかった私は、とても看護師とは言えない。私は右手で両目をふさいだ。何もできていなかった。ネガティブな私は、またしても自分を責め続ける。私はこの職業に向いていないのかもしれない。しかし、これで終わるわけにはいかない。私は動きを止め、瞬時にこれまでの看護人生を振り返った。今日のこの出来事を反省し、教訓として一から出直そう。そう決意した。

シーツ交換は、看護学校1年生のときの、ベッドメーキングの技術テストに並ぶほどの真剣さで取り組んだ。汗が止まらない。こんなにも大変な仕事であることを、忘れていた。毛布も枕も、きちんと整えた。

ベッド柵についた少しの血痕も、手袋を両手にはめてふき取った。床にある血痕もしっかりとふき取った。Aさんやご家族への申し訳ない思いで、視界が二重にぼやけ、一粒、二粒と後悔の水滴が落ちた。

無造作に置かれたポリ袋は、血液の付着したティッシュで満杯だった。その周辺にもこぼれたティッシュが散乱していた。片付けながら私は、Aさんが少しでも安楽に過ごせるよう、担当看護師として責任を果たしていこうと誓った。

その日以降、毎日寝具の整理を行った。血液の付着したティッシュも時間を決めて感染性廃棄物部に運んだ。

数日してウエノ看護師が姿を現した。鬼の顔ではない。

「まああってとこですね。部屋の環境整備については」

「はい。私は今まで看護師の免許は持っていましたけど、本当の看護師ではなかったことに気づきました。すみません」

「その通りよ。あなたのような看護師に私の両親は任せられないわ」

「……」

私の感情に棘が突き刺さる。痛い。苦しい。昔、高校の野球のコーチから、「もみあげが長い」という理不尽な理由で数十発ビンタされたときより、痛かった。続けてウエノ看護師は話す。

「看護というのは、誰が見ていても、見ていなくても、看護師として療養上の世話をすること。見てごらんなさい。あなたが患者のことを思い、部屋の環境を整備したこと。無造作でなく、きれいにたたまれた毛布を見て、ご家族は安心するの。要は、家族が後ろにいても、恥ずかしくない看護をしなさい」

そう言うとウエノ看護師は、ふだん通りの顔でその場を去っていった。「家族が後ろにいても、恥ずかしくない看護をしなさい」。その言葉は、未熟な私の心に、特に強く響いた。

精神科病院では、ケアの場面において、患者と看護師との二人の空間が存在する。その空間で何が行われる場合であっても、私は、ウエノ看護師の言葉、「家族が後ろにいても、恥ずかしくない看護をしなさい」を教訓にして、行動を改めた。具体的には、まず言葉遣いを変えた。患者が年上であれ年下であれ、治療を円滑に進める関係を築くために「○○さん」と尊重するようにした。そして、患者には常に平等に。その患者のご家族が見ても満足してもらえるようなかかわりができるよう、努力した。私がもし、ウエノ看護師に出会っていなかったら、私の看護観は今とは異なっていたかもしれない。

ところで、看護師免許証とは別に、私の財布には運転免許証が入っている。双方の「免許」は、一見なんの関係もないが、私は共通点があると考えている。

看護師1年目は新人ナースと呼ばれる。運転歴1年目は、一般的には若葉マークと呼ばれる「初心運転者標識」をつけなければならない。新人ナースの看護技術や患者とのかかわり、知識は、全体的にぎこちない。同様に、運転歴1年目のドライバーは運転が危なっかしい。ペーパードライバーと呼ばれる人も存在する。看護師の免許も、持ってはいるが看護師として働いていない人もいる。しかし、新人の看護師であれ、ベテランの看護師であれ、看護師免許証の価値は、世間から見れば同じだ。そして、運転歴１年目のドライバーとベテランドライバー、その運転免許証の価値も同様である。

達人やカリスマ、上級者と呼ばれる看護師やドライバーも、最初は皆、初心者だった。もちろん、初心者ならではのまっさらな気持ちや、感性の豊かさ、一生懸命さは貴重なものだ。しかし免許の重みを考えたとき、新人とベテランには、より大きな違いがある。

ものをいうのは、経験である。経験を重ねた分、必ず成長していくのだ。うまくいくこともあれば、うまくいかないこともある。晴れやかな天気もあれば、ドシャ降りの雨の一日だってある。平穏な日もあれば、修羅場となる日もある。経験と苦労を繰り返してこそ、上級者と呼ばれるようになっていく。このこともまた、看護師免許と運転免許の共通点である。

そして、私はこれまで生きてきて、多くの人物との出会いからわかったことがある。それは、苦労をしてきた人間にはかなわない、ということだ。「若いときの苦労は買ってでもせよ」ということわざがある。ことわざの意味としては、若いときにする苦労は必ず貴重な経験となって将来役立つものだから、求めてでも苦労するほうがよい、ということである。

このことわざにも賛否両論あるかもしれないが、私が見てきた世界、歩んできた道には、間違いなく、お金では買えない価値ある苦労が存在した。このことわざは、私にはもっともだと思える。苦労を重ねてきた人間の顔や言葉には、凄みや重みがある。その重みは、人の痛みを知り、人の心を動かし、人の進むべき真っ当な道を指し示してくれる貴重なものであると私は思う。

5．花形の看護師　その2

その日は雲一つない晴れ渡った青空だった。わずかな時間、現れた飛行機雲も、緩やかににじんで消え去っていくのが肉眼で確認できた。看護師3年目。学生時代に奨学金を借りた精神科病院で、3年間働いた。私はそのあと、一般診療科、いわゆるＩＣＵや内科、外科といった花形の職場で活躍したい、自分の力を試したい、そういう意思があった。

私はウエノ看護師に相談しようと考えた。

「あの……実はご相談がありまして」

ウエノ看護師は私に対して、ときに厳しくときに優しい方だった。私の監視役ではなくて、私の中に眠っている力を唯一認めてくれる人物だった。患者の回復を共に喜び、看護のつらさや悲しみを分かち合いながら共に仕事をしてきた、戦友であり最強の先輩だった。私から見ても、他の誰が見ても、精神科の看護師として最も信頼のおける存在だった。

ウエノ看護師のその日の機嫌はよかった。ラッキー、今がチャンスだ。声をかけると、ウエノ看護師はにこやかに応じてくれた。

「何、相談って。あなたからの相談なんて珍しいじゃない」

「いや、その、私自身の今後の人生プランを発表したいと思いまして」

「あなたの人生のプランなんて興味ないわ」

「ですよね。ではその……今後のことなのですが。私は精神科病院で3年間働いてきました。そして次は、身体科（内心、〝花形〟の身体科）で自分の看護を実践したいと考えております。来年度から身体科を希望します」

ウエノ看護師は表情一つ変えずに遠くを見ていた。数十秒ほど経過しただろうか。ウエノ看護師がうつむいて話しだした。

「あなたの人生じゃない。勝手にすればいいことよ」

「えっ。相談をしたくて来たのですが」

私は本心では、ウエノ看護師からの祝福のメッセージを待っていたのだ。

「だから、あなたの人生じゃない。勝手にすればいいじゃない。私には関係のないことだわ」

「そうですよね。わかりました。これまで私だけに厳しく、意地悪ともとれるようなやり方で看護を教えていただき、ありがとうございました」

私も、カチンときて、これまでのお礼を言うはずが、皮肉に満ちた言葉になってしまった。

ウエノ看護師に背を向けて立ち去ろうとすると、

「待ちなさい」

「はい」

「あなたの人生はあなたが決めるの。それが何よりも大事なの」

「はい」

「私は精神科の看護師として生きていきたいの。想像してごらん。がんの患者さん。脳卒中の患者さん。難病を抱えた患者さん。白血病の患者さん。その方たちは、一生懸命に生きているの。そしてその方たちが行き着くところは、こころなの。私はこころのケアのできる看護師になりたいの。……言いたいことはそれだけ。マツシタ、自分で決めるのだったら、頑張りなさい」

「……」

私は、言葉にならずに、ただただうつむいていた。ウエノ看護師の言葉は、私のこころを動かした。そして、私に期待してくれた先輩方の顔が次々によみがえった。不思議だった。内心、身体科が花形と決めつけていた私自身の愚かさに、顔が完熟トマトのようになっていく。

花形とはなんだろうか。ウエノ看護師のように情熱をかけて精神科の看護を全うする。それは花形ではないのか。いや、精神科看護師という立派な花形である。

私のこれまでの価値観は、その瞬間をもって１８０度変わった。あらためて、この世界で生きていこうと決意した。

私に期待して、ときに厳しく、ときにユーモラスに、看護を教えてくださった優れた先輩方のことを思った。花形とは、世間一般でいえば、ある分野で人気があり、注目を集めている人や事柄である。しかし、私は私。何をもって花形とするかは、自分次第なのだ。精神科の看護が花形でもいいじゃないか。私が花形ではなくても、私自身が仕事に情熱をもって生きていくのに、恥じることは何もない。その日私は心の中で、そう誓ったのだった。

スティービー・クレオ・ダービック著、干場弓子編訳の『新　自分を磨く方法』（ディスカヴァー・トゥエンティワン、２００６年）の中に、次のような一節がある。

アメリカの公民権運動指導者として、ノーベル平和賞を受賞したマーティン・ルーサー・キング牧師は言った。

「あなたが道路清掃人なら、最高の道路清掃人になりなさい。ミケランジェロが彫刻をするように、ベートーベンが作曲をするように、シェークスピアが戯曲を書くように、あなたの道路を清掃しなさい。あなたの死後、すべての人たちから『自分の仕事を立派に成し遂げた道路清掃人がここにいた』と言われるくらいに、見事に道路を清掃しなさい」

私は優れた先輩方と共に、精神に病をもつ人のためにこの一生を生きようと、改めて誓った。花形なんて言葉に左右されているようでは、たいした仕事はできないだろう。どんな仕事であれ、私に与えられた道なのだ。仕事に優劣はない。いかに情熱をもって仕事に取り組むかが、個人としてもチームとしても、最も大事なのである。ウエノ看護師をはじめ、私に期待をかけてくれた先輩方に、改めて心からの感謝を伝えたい。

第6章

薬では治せない葛藤という感情

1．こころは、どこに

こころはどこにあるのだろうか。私はこころを探す旅に出たのだが、私の知的レベルでは到底行き着かない領域だ。私はこころがどこに存在するのかわからない。私にとって永遠のテーマである。

抗精神病薬は、脳内の神経伝達に関与する物質に作用し、ドーパミン仮説やモノアミン仮説などで説明されるような薬理作用が働くことで、症状を軽減する。とすると、こころは脳内にあるのか。こころを病むということは、脳を病むということなのか。ただ、負のストレス、人間関係で病んだ私には、そうとばかりは思えないのだ。こころが脳にあると、簡単に言い切れない私がいるのである。

たとえば、統合失調症の病因はいまだに不明である。さまざまな研究が行われてもなおわからないという事実は、こころというものの奥深さを示しているのではないだろうか。

また、災害が起こるたびに「こころのケア」と叫ばれるが、そもそもケアすべきこころそのものが、私の中で明確に位置づけできていないのである。

知識不足のためいろいろと調べたり考えたりするが、それでもやはり、こころが脳内にあると簡単には確信できない。では、どこにあるのか。

思いが及んだのは、こころとは人間そのものなのではないか、ということだった。人は皆、一人ひとりが唯一無二の存在である。そして人間の中には必ずこころというものが存在する。人を唯一無二の存在にしているのが、こころなのではないか。

漠然としてはいるが、私がこのように考えるのには理由がある。それは安易にこころの存在を明確にしたくないということだ。それほど、こころは尊いと感じるのである。そして、私のこころのケアに関する基本理念の中には、「ヒューマンケア」がある。人間看護である。こころをもつ人間同士がケアし、ケアされるのである。その内容の中核にあるのは「こころのケア」であって「脳のケア」ではないのだ。うまくまとまらないが、こころとは、人間だけが唯一もつ、神から与えられた賜物であると私には感じられる。

2. 薬で治せるもの、治せないもの

日々、治療薬は進歩している。精神科医の研究と、製薬会社の熱心で地道な研究開発により、向精神薬も進化を遂げた。精神科医は、多くの精神疾患をもつ人の人生を救ってきた。

精神疾患の治療において、現代の日本では、薬物療法が主体である。私も抗うつ薬のおか

げもあり、今はこうして元気を取り戻すことができている。しかし、薬物療法のみでは、元気を取り戻すことはできなかったのではないか。今になって、私は思うのだ。それはもちろん、医学や薬学の進歩を否定するものではなく別の話だ。

私が当事者であったとき、人間関係の負のストレスによって、眠れない日々が続いた。眠ることができないのはつらい。苦しい時間である。ストレスとなった出来事が頭から離れない。私は処方された睡眠薬を手に取り、恐る恐る飲み込んだ。その日は眠ることができた。しかし、次の日も同じだ。眠れない。薬は一時的な睡眠を与えてくれるが、根本的な苦悩を解決してはくれない。無理にでも睡眠をとり休息することが必要だから処方されているのはわかっていても、ただ薬によって眠らされ、現実逃避をしているようにも思えてくる。目が覚めると、苦悩は何も変わっていないからだ。

葛藤という感情も同じである。私の場合は、人間関係によりこころを病んだ。人によって病んだものを、薬のみで治すことは、可能なのだろうか。抗うつ薬や抗不安薬だけでは治せない「葛藤」が存在していると、私は感じていた。葛藤そのものを消せる薬は、まだこの世に存在しないのだ。

では、こころを病むとは、どのような状況なのか。はたしてこころのケアとはいかなるものか。人との関係で傷つき病んだこころを、どのようにケアしていくのか。人のかかわり（看護）は、その過程でどんな意味をもっているのか。

精神科の看護の中では、「自身をケアの道具として用いる」という言い回しがよく使われる。少しわかりにくい内容であるが、かかわりそのものを看護と考えるならば、少しはイメージすることができるだろうか。

仮に、肘の擦り傷であれば、なんとか説明ができそうだ。私が遊びに夢中だった、学童期の頃。毎日が新しい冒険と発見の連続だ。遊びにケガはつきもの。私の体は、擦り傷だらけだった。

30年ほど前は、一般的に、ケガをすると消毒液をつけて傷口にガーゼを当てる、という処置がされていた。ちなみにこの方法は、傷を治すためにはあまりよい方法ではないことが、最近になってわかってきた。これも医療従事者の研究の成果である。消毒液は悪い菌をやっつけると同時に、傷をよくする細胞までやっつけてしまうので、消毒液を使うことは、傷の治りを逆に妨げる。また、菌は目には見えず、至るところに存在しており、無菌にすることはできないものの、傷口を水道水で洗浄すれば、多くの菌は除去できるのだという。

とはいえ、私の学童期は今から30年以上前のことである。母は、私がケガをすると、患部を流水で流し、消毒をしてくれた。傷口からジュクジュクとした透明な滲出液が出ていれば、母はその傷口をガーゼで覆ってくれた。ケガで擦りむいた傷には、当時このような手当てをしていたのである。

目に見える傷口で、浅かったのかもしれないが、その手当は功を奏し、きれいに治っていった。これが身体を擦りむいた際のケアだとすれば、こころが同じような傷を負ったときのケアも、存在するはずである。

先にも述べたが、精神科の看護では、「自身をケアの道具として用いる」といういい方がされる。精神看護と精神科看護は同じではないが、これは精神科看護に特化したいい方ではなく、精神看護においても同じように、自身をケアの道具として用いるという考え方がある。それだけ、普遍的な価値があるということなのだろう。

それでは、「自身をケアの道具にする」とはどう意味なのか。その意味するところこそ、まさにヒューマンケアなのである。『精神看護臨地実習』（川野雅資編、医学書院、２００５年）では、次のように述べられている。


精神看護は患者のケアに医療器具を用いることが少ない。自分自身が患者の心の傷を癒す道具になる。傷口から滲出液が出ているときは、自分自身がガーゼになり、滲出液を吸い取る。感染しないように自分自身が傷口の盾になる。（中略）自分自身を活用する、すなわち治療的に自己を活用することが精神看護の技術であり、ケアである。

つまり、ガーゼの役割を、人間が果たす。自身をケアの道具にするとはこのことだ。人間関係などで病んだ人のこころを守るのは、薬物だけではなく、同じこころをもつ人間なのである。私が看護にあたる際に基づいたのも、まさにこのような考えであった。

本題に入ろう。まずは、仮定の話から始めたい。肺炎にかかり、入院したとしよう。安全で効果的な抗生剤に、温かい食事。衛生に配慮された清潔な病室。体を清潔に保ち、ゆっくり過ごせる休養期間。専門の内科医、担当の看護師もいるだろう。

さてこの場合、何日、何週間で退院できるだろうか。ある年、ある病院では、肺炎で入院した患者の平均在院日数が16・4日だったという。高齢者や、よほど重症化した患者でない限り、この平均在院日数は妥当だろう。

一方、精神科に入院する方の平均在院日数はどうだろう。左表は、精神科病院の病床数および平均在院日数の国際比較（2011年または至近年）のデータである。

先に、肺炎の平均在院日数が16・4日と書いた。精神科病院ではどうか。平均在院日数は、なんと298日となっている。この長さは、日本の国策にも関係がある。日本では1950年代以降、病院収容型治療を押し進めたことにより、国策として精神科病床の増加を進め、これは1985年頃まで続く。一方アメリカでは、1960年代に入り精神科病院の脱施設

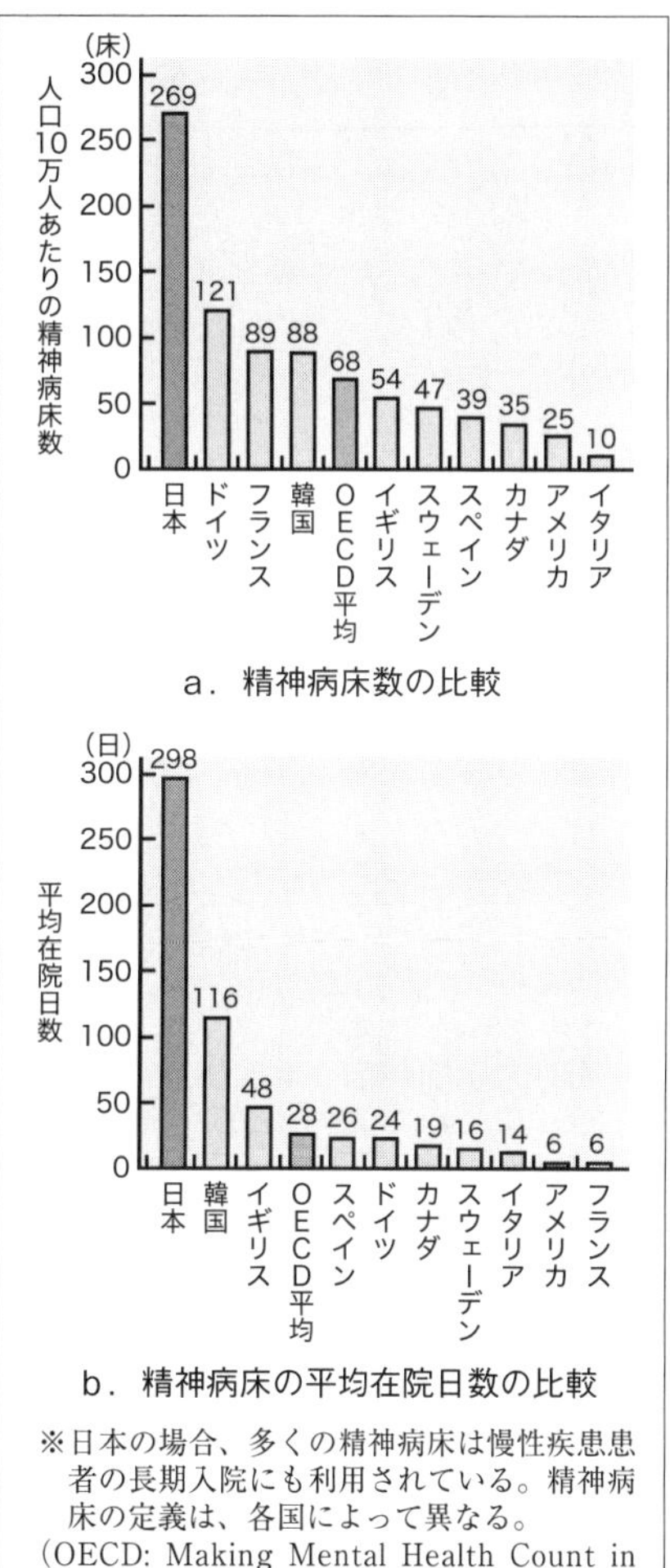

※日本の場合、多くの精神病床は慢性疾患患者の長期入院にも利用されている。精神病床の定義は、各国によって異なる。
(OECD: Making Mental Health Count in Europe, 2015 による)

精神病床数および精神病床の平均在院日数の国際比較(2011年または至近年)【武井麻子(著者代表)『系統看護学講座　専門分野Ⅱ 精神看護学[1] 精神看護の基礎』(第5版、医学書院・2017年刊)、「第1章　精神看護学を学ぶということ」(武井麻子)p10掲載の図1-8を転載】

化をはかり、地域医療の充実、在宅ケア整備の加速化の流れをたどった。その他の諸外国も同じ流れをたどったのは、グラフの示す通りである。

精神に病をもつ方への精神医療については、より安全で効果的な向精神薬に、温かい食事、衛生的で清潔な病室、ゆっくり過ごせる休養期間。専門の精神科医、担当の看護師がいることも、同じはずだ。

しかし、精神医療の歴史をたどると、先入観や偏見が存在したため、不幸にして長期入院を余儀なくされた例も数多くあった。今も20〜30年以上入院している精神障がい者がいて、彼らは社会の犠牲者となったという見方も否定できない。

精神疾患は、慢性疾患的な経過をたどることが多いのは確かだ。しかし、ここで知っておいてほしいのは、たとえば統合失調症の場合、ひと昔前と今では、さまざまな点で変化してきているということだ。「軽症化」しているという見方もある。その理由としては、新薬の登場に加え、日本の国策の変化が挙げられる。つまり入院治療よりも地域でケアしていく方針を打ち立てたこと。それにともない、統合失調症の診断を受けたとしても、早期の発見、早期の治療により社会復帰できるケースも増えている――これが日本の現状になっている。

しかし、肺炎と精神疾患は、病気であることは同じだが、その原因にはやはり明らかな差がありそうだ。

肺炎の原因を考えてみよう。肺炎とは、病原体の感染によって、肺に炎症が起きた状態である。肺炎の原因となる細菌やウイルスは、鼻や口から肺内に侵入する。体力が落ちているときや高齢になって免疫力が弱くなってくると、発症しやすくなるとされている。発症した場合には、原因となった細菌に効果のある抗生剤を投与することも可能だ。

しかし、精神疾患である統合失調症は、未だに原因不明なのである。原因が定かでないため、あくまでも仮説に基づいた薬物治療を行う。状況によっては、休養や精神療法も加わる。

肺炎の診断はレントゲン画像や血液データによるので、医師は即座に治療に入ることだろう。しかし、統合失調症やうつ病であればどうだろう。簡易のペーパー式診断も確立されつつある現代、示す指標はもちろんある。ただ、血液データや画像データのように数値で示されるものではない。つまり精神疾患は、肉眼で確定できるデータが少ないといえる。精神科医たちは、重篤な副作用のリスクなども考慮しつつ、これまでの経験とセンスを発揮して薬物を処方している。

人間は、一人ひとりが唯一無二の存在だ。精神疾患の症状の出方は、先にも述べたように千差万別である。細菌やウイルスによる身体の症状のレベルではない。人のこころはみな違う。同じこころの人間は、この世に存在しない。それゆえに、人がそれぞれに背負ってきた物語も、精神を病んだ体験も、みな違うのである。

そして、こころを病んだ私には理由があった。負のストレス。コントロールできない人間関係。理不尽で悪質ないじめ。環境の劇的な変化や、適応できない状態。休んでも休めないこころとからだ。

こころを病んだ原因は、この人間関係と環境、もしくは人との関係性の中にこそあった。「人」による悩み、「人」により傷ついたこころを、薬物だけで治すことは、不可能なように思えてならない。苦しみや葛藤そのものは、薬物だけでは解決も完治もできないのだから。

私の思想を育んでくれた、北里大学看護学部教授の出口禎子氏の言葉は、こころのケアの方向性をも指し示してくれた。その教えのなかで印象的だったのが次のフレーズである。

人は
人と人とのかかわりを通じて心を病み
人と人とのかかわりを通じて癒される。
（苦しみの本質は孤独にある）

この言葉が意味するものとは、なんだろうか。

私はこの言葉から学ぶものが多かった。長年、臨床の現場にいた頃から今日に至るまで、迷い、問い続けてきた私に、出口氏の教えは、精神を病む人の看護について理解する手がかりを示してくれたのだった。

「人と人とのかかわりを通じて癒される」。それこそが看護そのものであるというのは、私の実感でもある。人によって傷つき病んだこころを癒やすという、重要な役割を担うのも、人なのだ。言い換えれば、精神に病をもつ患者には、薬物療法だけでなく、人による温かなケアが必要ということだ。

精神を病んだ私の経験から考えても、確かに、薬だけでは治せないものがあったように思う。人にしか癒やせない何かが、現実に存在していた。うつ病を患った私の周りには、温かい人たちがいてくれた。私の苦悩や葛藤を、親身になってひたすら聴いてくれた。極度に不安なときも、黙ってただそばにいてくれた。そんな人たちへの感謝を、私は決して忘れることはないだろう。

繰り返しになるが、精神を病んだ患者を癒やし、ケアする主体は、温かな人のこころである。こころのケアに大切なのは、周囲の人間のこころであり、患者の望みに応じた何にも侵されない安全な環境である。

この場合、薬物療法は補佐役である。もちろん、薬物療法が下にあるわけではない。薬物による治療は必要だし、現に私は今もなお抗うつ薬を服用している。しかし、細菌やウイルスが原因ではなく、人との関係により病むことの多い精神の病は、人による癒やし、ケアを必要とするのだ。

この私の考えは、出口氏の教えから生まれたものである。人間とはなんと素晴らしいのだろう。生きるということは、どんなにか素晴らしいものなのだろう。温かな人間関係に癒やされた当事者である私は、そのことを思い出すたび、生きること、人が支え合いながら共に生きていくことの素晴らしさをかみしめるのだ。

私は、看護師であり看護教員である。私には、責務がある。それは、看護学生に対し、忠実に精神看護を伝えていくことだ。看護には無限の可能性があり、その対象は、精神を病む患者だけにとどまらないということを。

障がいのあるなしにかかわらず、人の温かなこころによる看護、人の温かな手による看護は、患者の心身に必ず届いていく。事実、精神を病んだ私も、人の温かさに癒やされて回復への階段を上り、現在に至っている。患者のこころは、ときにもろい。しかしこころある人間が差し伸べる看護の手に、どれほど救われるか、私は身をもって知ることができた。

読んで下さったすべての方々へ。精神を病む患者たちに、どうか温かな眼差しを。そして温かな言葉を、温かな手を。人のこころのケアとは、人のこころで行うものであることを、より多くの方々に理解してほしいと切に願います。

第7章

すべては、未来につながっていく

1．人間の成長と他者との関係性

人は、一人では成長も成功も成し遂げられない。その事実を、これまでの人生を振り返って、あらためて痛感する。私には幸運なことに、こころある先輩方との出会いがあった。私だけでなく、誰でも、生きていく過程で恩師や友人、恋人などとの運命的な出会いを経験しているだろう。

２０１８年現在、世界の人口は75億に達したともいわれている。私が生涯で出会う人は限られているが、75億人の中から縁あってごくわずかな人と出会うと思えば、それは奇跡である。そのような奇跡的な出会いを大事にしたいと思う。

一方で、せっかく奇跡的に出会いはしても、私にとって負の影響を及ぼす人たちもいた。とても許すことのできない人間もいた。そんなとき私は、その人と距離を置いた。場合によっては、関係を断ち切ることもあった。

しかし、今では私の考えは変化している。負の人間関係。その関係性でこころを病んでしまったのは事実だが、そういった人たちとの出会いにも、何かしらの意味があったに違いない。その関係をどのように捉え、考えていくかが、今後の私の課題であり、人を理解することのむずかしさでもあるように思う。

そして、私は41歳を過ぎて、ある決断をした。「すべてを許そう」。負の人間関係や許せない人の存在を、この年まで重圧として背負ってきたが、何の解決にもならなかった。ネガティブな思考が毎日を雨雲のように覆うだけだった。

私は、長らく背負ってきた負の存在という重荷を下ろしたのである。とはいえ忘れるのは難しいので、愚痴は多少こぼしつつ、私自身の感情をコントロールする。そして、その関係や出来事の中に、きっと何か意味があるに違いないと考え、まずは考えること自体に意味を見出す。そんな努力をしている。

さらに、思考をポジティブに切り替えて、自分の中で「すべてを許す」と考える。重荷を下ろすと、私の身体は不思議と軽くなる。感情を覆うのは、雨雲から光鮮やかな木漏れ日となり、時間が穏やかに流れ始める。

何かを成し遂げるとき、人ひとりの力では限界があることを痛感したと先に述べた。親の存在、仲間や友人の存在なしには、些細な成功でも私には成し遂げられなかったと思う。いや、一人で成功した偉人もいるのだろうが、どちらかといえば、相互作用を発揮しあえる人間の存在があるほうがよいのではないか。

人と人との相互作用が成立することは、人の成長を促す原動力となる。どんな人の人生のストーリーであっても、本人のほかに、必ず脇役となる人物が存在している。その相互の人間関係に、個人的な努力が加わって、人格が磨かれていくのではないかと私は考える。

人としての生き方や価値観の形成には、育った環境や人間関係が大きく影響する。その人間関係は、親やきょうだい、友人、教師との関係から始まる。各発達ステージにおける人間関係の経験は、人としての生き方や視野を広げてくれる。さらに手にした書物、音楽や映画にドラマでも、人間関係は疑似的に体験できた。新しい毎日は、新しい何かを必ず与えてくれた。

私の場合、自分が憧れ認めた人物の生き方の模倣から、自我の確立は始まった。未熟な私が自我を確立していくためには、人との出会い、特に恩師の存在が必要不可欠だった。

振り返ってみると、私は、決して裕福とはいえない家庭で育った。幼少の頃は泣き虫で、母の姿が見えなくなると泣きじゃくっていたという。性格は、よくいえば、思いやりがあり、真面目。悪くいえば、融通がきかず、不器用。加えて、要領が悪い。特に優れていたのは視力のみ。左右とも1・5以上はあっただろう。両親に感謝している。

看護学校への入学の動機は、幼少の頃、骨髄炎と敗血症にかかったことだ。当時の医療状況を考えると、発見が遅ければ死んでもおかしくなかったかもしれない。小児科病棟で友達ができ、彼の病室に遊びに行く日々は、楽しみでもあった。だが、ある日、その部屋に友達はもういなかった。たくさんのおもちゃに囲まれていたベッドは、跡形もなく整理されていた。当時も子どもなりに考えてはみたのだが、今思えば、言葉にならない。そんな経験を何度かして、何かしら人を助ける仕事をしたいというのが、私の原点になっていったのかもしれない。

そして青春時代の真っ只中だった看護学校時代は、並行して、自分は何者なのか、何のためにこの世に存在しているのか、自分探しの旅に出た頃でもある。恋人との出会い。恋に溺れて周りが見えなくなり、こころがよくも悪くも不安定になった。良友なのか悪友なのか、友人と遊びに夢中にもなった。花見のような晴れやかな日もあれば、自暴自棄になり台風のような日もあったことが懐かしい。両親には迷惑をかけたが、同時に、そんな体験があって初めて、両親のありがたみを知ることもできた。

看護学校を卒業し、社会へ。社会人としての危機に幾度となく直面したが、周りのサポートや親切な人たちの影響力が、私を成長させた。もちろん、他人に頼ることのできない問題に苦悩を抱え、誰にも話せずにいた日もあった。しかし、その出来事は、自身で困難を乗り越える術を身に着ける機会となった。

いろいろな人との出会いがあり、対人関係で成功と失敗を繰り返しながら見出した自分自身。今は人生の充実期とも思うが、うつ病になるまでは確かに、元気に本来の仕事ができていた。些細なことでも、自分自身の成果として、真の悦びを感じた瞬間。幸せな思いと生きがいを胸に働く日々は、一日一日があまりにも充実していた。

私なりの苦労と、それまでの人生から培った人間力。自分らしい生き方を得て、自分自身を知ることができた。自分の目に映る世界は、他者のそれとは違う。いろいろな人との出会いや別れを繰り返し、私の目に映る現実や人生体験そのものが、私自身の価値観と生き方を創り上げてきた。

そして、うつ病の過酷な現実は、本書で述べてきた。簡潔ではあるが、これが私の半生だ。これからも困難は待ち受けているだろう。完全な回復を実感できていない今、しばらくは、うつ病と共に生きていくほかない。それでも、いつの日か、本来の自分自身を取り戻すことを目指して、毎日を一歩一歩進んでいきたい。ほしいものは、それ以上でも以下でもないのだから。

2．競争よりも「共創」を

私がこれまで生きてきた社会は競争の嵐だった。何かに勝つことだけが求められる世界を生き抜いてきた。時代がそうさせたのだろうか。

人には誰にでも、よくも悪くも忘れられない言葉があると思う。私が小学校6年生の頃、担任の先生が卒業間近に話してくれたことがあった。

「マッシタ。お前は真面目なやつだ。バカを見ることもあるだろう。それでもな、最後には、真面目なやつが勝つんだ」

学童期の私は、自分のことを評価してくれる先生が大好きだった。先生の言葉に、幸せを感じた。先生から話しかけられるだけでも嬉しいのだから、私の性格まで考えてくれたその言葉は、なおさらのこと、こころに響いたのだった。

実際、私はこの生き方でしか生きてこられなかったから、その先生の言うとおり、バカを見ることも多かった。真面目で不器用な私は、人よりも多く遠回りをしてきた。優れた視力はたいして役に立たなかった。しかし遠回りしたからこそ、つまずいたからこそ、失敗した体験があるからこそ、自分の生き方にたどり着くことができたのは事実である。

「それでもな、最後には、真面目なやつが勝つんだ」

先生の声がよみがえる。ただ、41歳になり思うことがある。人生の半分を過ぎて、振り返ってみると、真面目でも勝ったことがないのだ。そもそも、勝つとは何を意味しているのか。それさえわからない。勝ったことがないので、負けたとも思っていない。勝つか負けるかより、幸せを求めて人は生きているような気がする。だから、勝敗にはこだわらなくてもよいのではないだろうか。

先生は、私に何を伝えたかったのだろう。そもそも、勝つとか負けるとかではなく、私の真面目さを擁護してくれたのかもしれない。そう考えると、幸せな気持ちになる。先生はそこまでわかっていたのだろう。先生の私へのメッセージは、時を超えても色褪せないのだから。人に幸せを与える魔法の言葉は、今も生きている。

私なりに行き着いた結論は、人生において本当の競争やレースなど存在しないということである。何かが劣っていることや優れていることだけで、その人のすべてを評価することはできない。競技や試合で勝ち負けは決まるが、それですべてが終わるわけではない。勝っても負けても、それは何らかの未来につながっていく。

評価は水物といわれる。そんな他者の評価を気にするより、自分は何者なのか、自分に問うこと。自分自身を知り、自分らしく生きていくこと。そして他人の素晴らしいところを見つけていくこと。大切なのはそういったことではないか。他人を蹴落とす「競争」よりは、互いに感謝を忘れず共に創り上げていく「共創」が必要ではないかと私は考えている。

3. 真の人間性

私はこれまで生きてきた中で、何よりも大事だと思ったことが一つある。それは、人としての真の人間性だ。なんとも真新しさのない内容だが、真の人間性を見てきた私は、人間の存在価値について書いておきたいと強く感じた。

何かを成し遂げた人の言動に、真の人間性を感じることは多い。そのなかで、仕事に良し悪しはないと教えてくれたのが、199ページに挙げたキング牧師の言葉だ。どのような仕事であれ、その仕事にどれだけの情熱をもって臨むかが大事だと。その仕事をする上で、人としてどのように振る舞い、信頼を得るのか、人としてどのようなあり方、生き方を実現するのかが問われているのだろう。

松下幸之助氏の『道をひらく』（PHP研究所、1968年）という優れた書物を手にした私は、ある法則を、自分なりに考えてみた。完全には読み解けないかもしれないが、こんなときこそ優れた視力の出番である。この本には、素直・謙虚という言葉が何度も登場する。人としての素直さ。人としての謙虚さ。最後には、人間性がものをいう。仕事に関しても、知識や技術だけではなく、人としての素直さや謙虚さが人のこころを動かすように思う。そんな思いを、次の短い句にまとめてみた。

開花

毎日が新しい一日なのだから丁寧に生きよう
あなた自身があなたでしか、咲かせられない人生の春があるのだから
そして、あなたはあなたでしかない、かけがえのない素晴らしい人なのだから

参考文献

川野雅資（編）『精神看護臨地実習』医学書院、２００５年

髙橋幸枝『１００歳の精神科医が見つけた　こころの匙加減』飛鳥新社、２０１６年

武井麻子「新カリキュラムにおける精神看護学臨地実習の位置づけ」、『精神科看護』第64号、１９９７年

武井麻子『感情と看護――人とのかかわりを職業とすることの意味』医学書院、２００１年

武井麻子（著者代表）『系統看護学講座　専門分野Ⅱ　精神看護学［１］精神看護の基礎』第５版、医学書院、２０１７年

武井麻子（著者代表）『系統看護学講座　専門分野Ⅱ　精神看護学［２］精神看護の展開』第５版、医学書院、２０１７年

スティービー・クレオ・ダービック（著）、千場弓子（編訳）『新　自分を磨く方法』ディスカヴァー・トゥエンティワン、２００６年

出口禎子・松本佳子・鷹野朋実（編）『ナーシング・グラフィカ　精神看護学①　情緒発達と精神看護の基本』第４版、メディカ出版、２０１７年

出口禎子・松本佳子・鷹野朋実（編）『ナーシング・グラフィカ　精神看護学②　精神障害と看護の実践』第４版、メディカ出版、２０１７年

フロレンス・ナイチンゲール（著）、湯槇ます・小玉香津子ほか（訳）『看護覚え書――看護であること看護でないこと』改訳第７版、現代社、２０１１年

中井久夫『新版　分裂病と人類』東京大学出版会、２０１３年
藤原宰江『水引き草の詩――ある看護教師の闘病記』医学書院、１９９０年
松下幸之助『道をひらく』ＰＨＰ研究所、１９６８年
パット・ムーア（著）、木村治美（訳）『変装――私は3年間老人だった』朝日出版社、１９８８年

あとがき

最後まで、読んでいただきありがとうございました。本書を書き上げてみて、いろいろな人との出会い、いろいろな出来事のすべてに意味があったと私は思います。このように執筆させていただいたことに感謝いたします。

実は、私は現在も通院を続けています。本来の自分はとりもどせていませんが、一生懸命に生きています。うつ病を治すことは、本当に難しいことだと私は思うのです。それでも、同じ病をもつ人とともに、生きていきたいというのが、私の願いです。

この作品は事実をベースに書きました。この本を通して、精神に病をもつ人を正しく理解してもらいたい。その一心です。本書の内容は、読者のみなさまの目には、心には、どのように映ったのでしょうか？　どのような感想でも受けとめたいと私は思います。

「癒やすのは、ひと」というタイトルのとおり、人はみな不思議な力で人を癒やすことができると私は考えます。ですから、どうか、周りに存在する人に、愛情をもって接していただきたいと思います。

本書の執筆中は、苦労や発見の連続でした。特に苦労したのは、文脈の流れを作ることと、細かいニュアンスの表現の仕方です。発見とは、子どもが遊びに夢中になるように、文章を書くことに集中できたこと。不思議と過去の出来事、思い出や記憶が頭をかけめぐり、よみがえる感覚にいたりました。つらい出来事もありましたが、そのたびに、こころある人の言葉や表情が私を癒やしてくれました。

最後になりますが、私が本を書こうと問い合わせた先は、ラグーナ出版の川畑善博社長でした。私の書籍企画に目をとめ、拾っていただいたことに、言葉になりませんが感謝の意を表したいと思います。そしてもう一人、編集部の担当者様。本書作成について、十数回はやりとりさせていただきました。執筆で悩んでいるときも、書きあげる方向性を明確にしてくださいました。お二人のお力がなければ、このような本ができあがることはなかったと思うのです。本当にありがとうございました。

2020年2月4日

松下幸一郎

■著者プロフィール

松下幸一郎（まつした・こういちろう）

1977年生まれ。看護師として複数の精神科病院に勤務し、また訪問看護を通して地域医療にも携わる。看護学校教員としては精神看護学の講義を担当。臨床・教育双方での経験や、自身の闘病経験を、精神の病の当事者や看護者のために役立てるべく、今後も活動予定。

癒やすのは、ひと

二〇二〇年三月十六日　第一刷発行

著　者　松下幸一郎
発行者　川畑善博
発行所　株式会社 ラグーナ出版
〒八九二－〇八四七
鹿児島市西千石町三－二六－三F
電話 〇九九－二一九－九七五〇
URL http://www.lagunapublishing.co.jp/
e-mail info@lagunapublishing.co.jp

印刷・製本　シナノ書籍印刷株式会社
定価はカバーに表示しています
乱丁・落丁はお取り替えします
ISBN978-4-904380-91-8　C0095